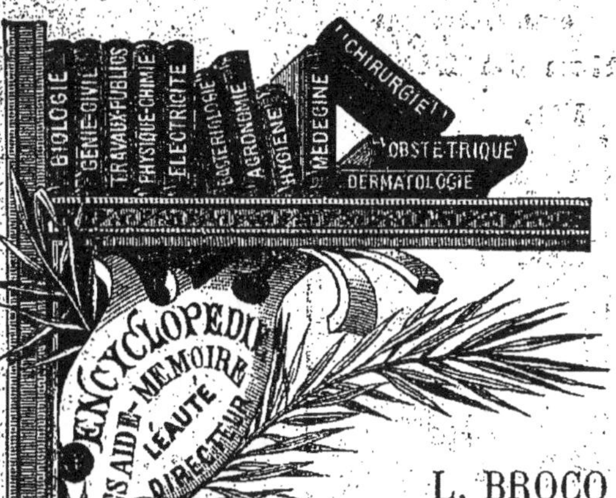

L. BROCQ et L. JACQUET

PRÉCIS ÉLÉMENTAIRE

DE DERMATOLOGIE

DERMATOSES INFLAMMATOIRES

Deuxième édition

MASSON ET Cie

GAUTHIER-VILLARS

ENCYCLOPEDIE SCIENTIFIQUE DES AIDE-MÉMOIRE

ENCYCLOPÉDIE SCIENTIFIQUE

DES

AIDE-MÉMOIRE

PUBLIÉE

SOUS LA DIRECTION DE M. LÉAUTÉ, MEMBRE DE L'INSTITUT

BROCQ et JACQUET. — Précis de Dermatologie, IV

ENCYCLOPÉDIE SCIENTIFIQUE DES AIDE-MÉMOIRE

PUBLIÉE SOUS LA DIRECTION

DE M. LÉAUTÉ, MEMBRE DE L'INSTITUT.

PRÉCIS ÉLÉMENTAIRE

DE DERMATOLOGIE
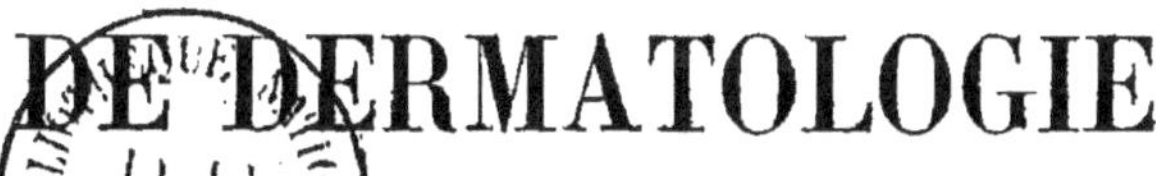

PAR

L. BROCQ

Médecin de l'Hôpital
Broca

L. JACQUET

Médecin des Hôpitaux
de Paris

MALADIES EN PARTICULIER

III

DEUXIÈME ÉDITION

MASSON ET Cie, ÉDITEURS,

LIBRAIRES DE L'ACADÉMIE DE MÉDECINE

Boulevard Saint-Germain, 120

GAUTHIER-VILLARS,

IMPRIMEUR-ÉDITEUR

Quai des Grands-Augustins, 55

Ce Précis de Dermatologie comprend, dans son ensemble, 5 volumes ainsi répartis :

I. *Pathologie générale cutanée ;*
II. *Difformités cutanées, éruptions artificielles, dermatoses parasitaires ;*
III. *Dermatoses microbiennes et néoplasies ;*
V. *Dermatoses inflammatoires ;*
V. *Dermatoses d'origine nerveuse.*

Le cinquième volume contient, en outre, un *Formulaire thérapeutique* pour toutes les maladies de la peau.

Chaque volume forme un tout et se vend séparément.

DEUXIÈME PARTIE

MALADIES EN PARTICULIER

III

DERMATOSES INFLAMMATOIRES.

(L. JACQUET ET E. BODIN).

PRÉAMBULE

—

Une classification rationnelle et complète des dermatoses est actuellement impossible, celle que nous avons adoptée dans ce volume est donc purement *artificielle* et seulement destinée à faciliter l'exposé succinct d'affections disparates.

I

DERMATOSES VÉSICULEUSES

—

I. ECZÉMAS

On appelle *eczéma* toute dermatose d'origine en apparence spontanée, et objectivement caractérisée par de la dermite plus ou moins accentuée ; c'est-à-dire par de la rougeur, de l'infiltration du derme, parfois par de la vésiculation et l'exhalation d'un liquide séreux empesant le linge, enfin par de la desquamation de l'épiderme.

Autrefois, on faisait rentrer dans l'eczéma toute une série d'affections qui en ont été distraites depuis ; nous citerons parmi ces dermatoses : les éruptions artificielles de cause externe, les éruptions dues à certains parasites, l'impétigo, les lichens, la dysidrose, le prurigo de Hébra.

Il faut reconnaître toutefois que, même après cette simplification, l'eczéma, tel qu'on le conçoit aujourd'hui, constitue non une dermatose unique mais bien un groupe mal connu et complexe, comprenant des espèces distinctes, qui en seront probablement séparées quand on les connaîtra mieux.

SYMPTÔMES. — L'eczéma débute d'ordinaire par une sensation de prurit aux points où apparaîtra l'éruption et quelquefois par un peu de malaise général.

Les lésions cutanées, d'étendue et de forme variables, sont représentées par une rougeur œdémateuse de la peau sur laquelle apparaissent de petites vésicules miliaires remplies d'un liquide transparent et poisseux.

Les vésicules se rompent vite spontanément ou par suite du grattage ; la surface atteinte devient alors rouge, suintante et se recouvre de croûtes jaune grisâtre dues à la dessiccation de la sérosité vésiculaire.

Si la marche de l'eczéma est aiguë, à la suite de cette période érythémato-vésiculeuse, on voit le suintement s'arrêter, puis l'épiderme subit une série de desquamations successives jusqu'à guérison complète.

Si, au contraire, l'eczéma évolue d'une façon chronique, les téguments deviennent rouge sombre, s'infiltrent et présentent des poussées vésiculeuses incessantes. L'éruption s'accompagne dans tous les cas, mais surtout chez les arthritiques et chez les nerveux, de sensations de prurit, de chaleur, de tension à la peau qui incitent les malades à des grattages plus ou moins violents.

Les traumatismes continuels occasionnés par ces grattages déterminent souvent un état lichénoïde plus ou moins prononcé (Eczéma lichénifié), ils peuvent aussi devenir le point de départ d'excoriations, d'infections secondaires locales : adénites, lymphangites, poussées furonculeuses.

VARIÉTÉS D'ECZÉMAS

Il existe de nombreuses variétés cliniques d'eczémas ; nous indiquerons ici les principales, en les divisant comme il suit :

1° Variétés suivant la disposition des lésions et leur aspect

1. Eczéma sec, dans lequel la vésiculation est réduite à son minimum et semble faire défaut.

2. Eczéma à grosses vésicules dont l'aspect est dû à la confluence de plusieurs vésicules formant ainsi de petites pseudo-bulles.

3. Eczéma papulo-vésiculeux dans lequel la vésicule se développe au sommet d'une petite papule.

4. Eczéma squameux dont les lésions sont isolées et disséminées çà et là.

5. Eczéma nummulaire où l'on voit les éléments cutanés se réunir en plaques variant comme dimensions de l'étendue d'une pièce de 5o centimes à celle de la paume de la main).

Quelquefois ces plaques d'éléments éruptifs se disposent autour d'un follicule pileux. C'est l'*eczéma folliculorum* de Malcolm-Morris et Unna. Ces formes sont extrêmement rebelles.

6. Eczéma rubrum. — C'est la forme la plus intense de l'eczéma aigu, elle s'accompagne de symptômes généraux très marqués et les lésions généralisées y revêtent l'aspect d'une dermatite exfoliative.

7. Eczéma de dentition, du premier âge. — Il apparaît symétriquement au front, aux joues, à la face dorsale des mains ; il est très prurigineux et, d'après Unna, appartient aux dermatoses d'origine nerveuse.

2° **Variétés suivant la constitution du malade**

1. Eczéma des arthritiques. — Il revêt souvent une apparence sèche (Eczéma sec, Eczéma squameux, Eczéma psoriasiforme) ou se montre sous forme de plaques fendillées et craquelées (Eczéma craquelé).

2. Eczéma impétigineux. — Chez les lymphatiques, on voit, dans beaucoup de cas, les vésicules volumineuses donner naissance après leur rupture à des croûtes jaunâtres, molles, ressemblant à celles de l'impétigo.

3° **Variétés suivant le siège**

1. Eczémas des régions pileuses. — *Cuir chevelu.* — On y observe une forme chronique avec rougeur œdémateuse, croûtes et squames, qui se distingue des séborrhées par l'absence d'alopécie. Les formes aiguës cependant peuvent s'accompagner de chute des cheveux.

Barbe. — Dans la majorité des cas, l'eczéma de la barbe est confondu avec les folliculites qui peuvent d'ailleurs le compliquer. A l'état pur, il s'en distingue par l'absence de nodules indurés, d'épaississement de la peau et d'alopécie cicatricielle.

Quand il siège à la lèvre supérieure, il donne lieu à une variété décrite sous le nom d'eczéma récidivant de la lèvre supérieure (*sycosis arthritique* de Bazin).

Cils. — Au bout d'un certain temps, l'eczéma y détermine la déviation des poils, l'ectropion, l'entropion, la suppuration des follicules.

2. **Eczémas de la face**. — Cette localisation est extrêmement fréquente et, par suite, très importante dans la pratique. Il faut distinguer plusieurs variétés :

Région narinaire. — L'eczéma y est rarement primitif et succède le plus souvent au coryza chronique, il peut donner lieu à deux complications : l'eczéma hypertrophique de la lèvre supérieure et l'œdème chronique de la base du nez et des paupières.

Eczémas des lèvres. — On y trouve : 1° L'eczéma orbiculaire, commun surtout dans l'adolescence et dans le sexe féminin. Il est toujours fissuré, fendillé, se localise plus particulièrement aux commissures et s'y montre extrêmement tenace. Cette forme est douloureuse car l'écartement incessant des lèvres renouvelle à chaque instant la distension des fissures.

Il ne faut pas confondre cet eczéma avec une affection des lèvres décrite récemment sous le nom de perlèche ou de bridou et qui atteint surtout les enfants, dans ce cas, les lésions, se continuant presque toujours avec de la séborrhée du visage, se présentant aux commissures sous l'aspect de plaques d'épiderme blanchâtre et macéré. La perlèche est contagieuse et, d'après J. Lemaistre, serait due à un streptocoque spécial..

2° L'eczéma hypertrophiant de la lèvre supérieure qui survient chez les sujets lymphatiques à la suite d'un eczéma narinaire, ou de coryzas répétés : son caractère principal est de déterminer un œdème qui déforme la région.

Oreilles. — L'eczéma peut envahir tout le pavillon et le conduit auditif, il s'accompagne alors de surdité ; dans d'autres cas, il se localise au sillon post-auriculaire.

3. Eczémas du tronc. — *Mamelon.* — L'eczéma isolé de cette région est lié à la scrofule, à la grossesse et à l'allaitement, ou à la gale. Il est récidivant et rebelle.

Ombilic. — L'affection y est tenace et, dans la majorité des cas, la région atteinte se recouvre de croûtes impétiginiformes.

4. Eczémas des parties génitales. — *Homme.* -- La localisation au scrotum est fréquente chez les arthritiques, l'affection y est rebelle, très prurigineuse et finit par amener l'infiltration de la peau.

Femme. — Les éruptions eczématiformes de la vulve sont d'ordinaire liées aux catarrhes vagino-utérins ou vésicaux,

Périnée et anus. — Chez les arthritiques, l'anus est souvent atteint d'eczéma. Les lésions y sont extrêmement prurigineuses et peuvent s'étendre aux parties voisines.

Eczémas des organes génitaux chez les diabétiques. — Chez les diabétiques, le contact des urines sucrées détermine souvent aux organes génitaux des éruptions que l'on peut rattacher, au point de vue objectif, au groupe précédent et que A. Fournier a dénommées *diabétides.* Ces éruptions peuvent prendre la forme d'un simple érythème prurigineux, mais le plus ordinairement elles revêtent l'aspect d'une dermite eczématiforme avec rougeur, tuméfaction, suintement plus ou moins prononcés. Chez la femme, on les trouve à la vulve, au périnée, aux aines ; chez l'homme, elles se localisent fréquemment à l'extrémité de la verge où elles se compliquent de rétrécissement de l'orifice préputial et de balano-posthite.

La marche est tantôt aiguë, tantôt chronique, et, dans ce dernier cas, il est fréquent d'observer

une extension progressive des lésions avec infiltration des tissus résultant des grattages répétés.

5. Eczemas des membres. — *Jambes*. — L'eczéma
s'y observe souvent après les varices et les ul.
cères qui peuvent d'ailleurs le compliquer par
la suite. On y note d'ordinaire un état d'infiltration profonde et quelquefois un piqueté purpurique. L'affection y est rebelle et souvent intense en raison des conditions spéciales qui
font de cette région une partie plus facilement
vulnérable : déclivité, tension vasculaire, fatigue fonctionnelle. Après de nombreuses récidives, on voit le membre prendre un aspect pa-
pillomateux et éléphantiasique.

Mains et pieds. — Les arthritiques et les strumeux présentent parfois des localisations eczémateuses à la paume des mains et aux pieds ; on y
trouve alors des gerçures, des fissures, et souvent
un aspect kératosique. Il faut distinguer, dans
ces cas, l'eczéma de la kératodermie et aussi des
dyshidroses et des éruptions professionnelles.

Ongles. — L'eczéma isolé des ongles se
montre sous deux formes :
1° l'eczéma péri-onyxique ou eczéma cutané péri-
unguéal ; 2° l'eczéma unguéal proprement dit,
caractérisé par une rougeur marginale au début

puis par des altérations de nutrition de l'ongle,
décortication, exfoliation . lamellaire, décolle-
ment, déformations montagneuses et craque-
lures. Ces altérations unguéales sont habituellement symétriques, elles évoluent d'une façon
lente et peuvent guérir complètement. Enfin on
peut trouver, chez les eczémateux qui n'ont jamais eu de localisations unguéales, des dystrophies telles que les ongles sont striés, ponctués
et ondulés. Ces dystrophies ne sont d'ailleurs
pas exclusives à l'eczéma, elles se rencontrent
dans d'autres dermatoses et, en particulier, dans
le psoriasis.

6. **Eczémas des muqueuses.** — On peut rencontrer l'eczéma sur les muqueuses dermo-papillaires
et aussi sur les muqueuses linguale et buccale.

Les parties atteintes sont rouges, recouvertes
de petites vésicules, ou d'exulcérations.

Diagnostic. — Le nombre des affections cutanées avec lesquelles on peut confondre l'eczéma
est considérable. Nous les énumérerons seulement ici en renvoyant à chacune de ces dermatoses pour les caractères qui permettent de les
reconnaître. Les formes rouges et suintantes,
les formes érythémateuses pourraient prêter à
l'erreur avec les érythèmes, l'intertrigo, l'urticaire, le psoriasis enflammé, la dermatite exfo-

liative généralisée. Les éruptions pemphigoïdes, le pityriasis rubra, l'érythème scarlatiniforme, la dyshidrose, les éruptions sudorales, l'impétigo, sont quelquefois difficiles à diagnostiquer d'avec les eczémas vésiculeux et vésiculo-pustuleux.

Le psoriasis, le pityriasis rosé de Gibert, les séborrhées, les folliculites, peuvent en imposer pour des eczémas secs et localisés. Le lichen simple chronique se différencie assez facilement par la limitation plus nette des lésions, leur sécheresse et leur induration profonde; dans certains cas cependant, la distinction devient fort délicate quand, chez un eczémateux prédisposé, les grattages ont déterminé des lichénifications secondaires. Enfin on doit toujours penser à la confusion possible avec les éruptions artificielles. D'une manière générale, en présence d'une surface rouge et suintante, le diagnostic de dermite eczémateuse s'impose, il faut alors rechercher avec le plus grand soin si l'affection est primitive ou secondaire. Ce point est d'importance majeure touchant le pronostic, car les dermites consécutives aux applications irritantes, de quelque ordre qu'elles soient, comportent une gravité évidemment moindre que l'eczéma proprement dit (voir t. II. p. 51 et suiv.).

ANATOMIE PATHOLOGIQUE (¹). — Dans l'eczéma aigu, le premier fait est la dilatation du réseau capillaire avec diapédèse et exsudation de liquide séreux qui distend les papilles ; au niveau de l'épiderme, on trouve l'infiltration du corps muqueux par les cellules migratrices et une tendance marquée à la dékératinisation.

Plus tard, les cellules du corps muqueux subissent l'altération cavitaire, de sorte que cette couche n'est plus représentée que par un réticulum plein de noyaux. Les vésicules sont dues à la rupture de ces mailles les unes dans les autres, rupture amenant la formation de petites cavités remplies de sérosité et de leucocytes. Les bulles qui se produisent parfois sont dues au clivement qui a lieu dans les couches superficielles de l'épiderme.

Dans l'eczéma chronique, le derme est épaissi, les papilles hypertrophiées ; l'épiderme présente les mêmes lésions que dans les formes aiguës, mais il peut y avoir tendance à la kératinisation (incomplète il est vrai) et même en certains points à l'hyperkératinisation.

ÉTIOLOGIE. — Les causes des eczémas sont

(¹) LELOIR et VIDAL. — *Traité des maladies de la peau.*

actuellement très incertaines, voici comment on peut résumer les diverses opinions qui ont cours sur ce point (¹) :

1° Pour les uns, et particulièrement pour les dermatologistes de l'École française, l'eczéma doit être considéré comme une manifestation externe d'un état général, quel que soit d'ailleurs le nom que l'on donne à cet état général : diathèse, arthritisme, ralentissement ou altération de la nutrition, hérédité, nervosisme.

Cela revient en somme à supposer dans l'organisme une sorte de force morbide ayant besoin de s'exercer sur un point quelconque de l'économie et portant son action sur la peau dans le cas d'eczéma.

Il est très difficile à l'heure actuelle de donner une démonstration rigoureuse de cette opinion, quelques faits la rendent néanmoins extrêmement probable.

On sait aujourd'hui que l'introduction dans le sang d'un principe médicamenteux ou toxique (intoxications, maladies infectieuses) peut donner lieu à des éruptions plus ou moins généralisées. N'est-il donc pas logique de penser que les diathèses qui, d'après les conceptions

---

(¹) Brocq. — *Semaine médicale*, 1891, p. 474.

nouvelles, se réduisent à des troubles de la nutrition, puissent engendrer l'eczéma par l'intermédiaire des produits toxiques ou d'élaboration imparfaite qu'elles versent lentement et incessament dans le sang.

D'autres faits appuient encore la théorie diathésique. Ainsi l'alternance, fréquemment observée de poussées eczémateuses avec des manifestations viscérales diverses, la guérison par une médication exclusivement interne de certains eczémas, enfin l'influence manifeste de l'hérédité sur leur apparition.

2° Pour les autres, l'eczéma est une affection due à un agent externe agissant directement sur la région où se développe l'éruption. On tend même aujourd'hui à considérer cet agent externe comme de nature parasitaire.

La théorie parasitaire explique parfaitement certains faits et s'appuie sérieusement sur l'effi·cacité de la médication locale dans l'eczéma, mais elle ne peut s'appliquer à tous les cas et n'a pas jusqu'ici reçu de sanction bactériologique.

Encore faut-il faire intervenir, dans cette conception pathogénique, l'état général ou malade, car l'agent externe, le parasite, ne peut déterminer l'éruption que s'il trouve un terrain favorable et prédisposé.

Ni l'une ni l'autre des deux théories que nous venons d'exposer brièvement n'a reçu jusqu'ici de preuve définitive et ce n'est qu'à titre d'hypothèses qu'il faut les admettre.

Nous rappellerons d'ailleurs que l'eczéma n'est pas une entité morbide, mais un groupe de faits dont la pathogénie est probablement complexe et parmi lesquels les uns semblent sous la dépendance d'un état général diathésique ou autre, tandis que les autres paraissent relever de l'intervention locale d'un agent parasitaire.

Quoi qu'il en soit, au simple point de vue pratique, le médecin doit savoir que l'hérédité, les prédispositions individuelles, le lymphatisme, l'arthritisme, la goutte, les altérations fonctionnelles ou matérielles des reins, du système nerveux, des organes digestifs, etc., se retrouvent fréquemment dans les antécédents des eczémateux.

Quel que soit le rapport de ces états morbides avec l'éruption, il est donc nécessaire d'en tenir compte pour chaque malade.

Traitement. — Beaucoup d'auteurs posent la question de l'opportunité du traitement dans tous les eczémas. A ce sujet, on peut répondre qu'il existe des cas d'alternances morbides dans lesquels la plus grande réserve est indiquée ; il en est de même chez les aliénés atteints d'eczémas de la tête, dans les cas d'eczémas du tronc chez les emphysémateux et chez tous les sujets présentant manifestement des phénomènes d'insuffisance rénale et dont l'affection cutanée peut être un lieu de révulsion ou d'élimination.

1° TRAITEMENT GÉNÉRAL. — L'état général jouant un rôle évident dans la genèse de l'eczéma, quelle que soit la théorie pathogénique que l'on adopte, l'utilité d'un traitement interne est, dans ce cas, incontestable ; mais, comme le fait remarquer E. Besnier, il n'y a pas un traitement de l'eczéma, il y a des *eczémateux*, qu'il faut traiter selon leur état et selon leurs particularités.

Aux arthritiques, on prescrira les alcalins : bicarbonate, benzoate, salicylate de soude, eaux minérales de Vichy, Vals, Royat, Renlaigue.

Aux goutteux, aux malades atteints de lithiase rénale ou biliaire, on donnera le carbonate ou le benzoate de lithine, les eaux de Vittel, de Contrexéville. Les strumeux et les lymphatiques seront traités par l'huile de foie de morue, le sirop d'iodure de fer, le sirop iodo-tannique, les eaux minérales sulfureuses : Luchon, Cauterets, Barèges, Uriage, Saint-Gervais, quelquefois aussi les eaux arsénicales comme La Bourboule. L'antipyrine, les préparations de valériane, l'assa-fœtida, quelquefois l'acide phénique seront d'un utile emploi chez les nerveux.

L'arsenic a été préconisé dans presque tous les cas d'eczéma, mais, si son utilité est incontestable dans les cas chroniques et torpides, elle est fort douteuse dans les formes aiguës. Au début des poussées congestives, on pourra recourir à la quinine, à l'ergotine, à la digitale.

Enfin, on prescrira aux malades un régime sévère non excitant et qui est assurément l'un des meilleurs modes de traitement interne de l'eczéma. On devra supprimer de l'alimentation le café, le thé, les liqueurs alcooliques, le vin pur, la charcuterie, le gibier faisandé, les poissons, les crustacés, les coquilles de mer et tous les aliments trop épicés.

Chez les enfants en bas âge, cette question du régime est de toute importance et nécessite une réglementation exacte des repas, l'emploi d'une bonne nourrice ou d'un lait de provenance sûre et toujours la même, donné à l'enfant coupé d'eau de Vichy ou d'eau de chaux. On veillera avec le plus grand soin aux fonctions digestives, les laxatifs (rhubarbe, magnésie, pilules d'aloès, eaux minérales purgatives) et les antiseptiques intestinaux, seront ordonnés suivant les circonstances.

2° TRAITEMENT LOCAL. — Au début de l'eczéma, il faut s'abstenir de toute application trop active et, par suite, irritante ; trois modes de pansements peuvent alors être employés : l'enveloppement humide, les corps gras et les poudres inertes.

L'enveloppement humide représente, en somme, un bain permanent, il peut être réalisé par les cataplasmes de fécule ou d'amidon renouvelés souvent ([1]). Il est préférable de se servir de compresses de tarlatane recouvertes d'une toile imperméable et imbibées d'eau de camomille, d'eau d'amidon, d'eau bouillie, d'eau boriquée, etc. Enfin on peut envelopper simplement la partie malade d'une toile imperméable très fine ; mais ces applications sont quelquefois moins bien supportées que les cataplasmes.

Les corps gras sont surtout indiqués quand

([1]) Le cataplasme d'amidon joue un rôle si important dans la thérapeutique de l'eczéma que nous indiquons ici son mode de préparation.

On délaie l'amidon ou la fécule de pomme de terre dans une quantité d'eau égale à environ dix fois le poids de poudre employée, puis on chauffe en agitant jusqu'à consistance de gelée ; on verse alors sur un morceau de linge fin, on recouvre d'une ou deux feuilles de tarlatane préalablement passée à l'eau bouillante et on laisse refroidir avant l'usage, car ces topiques ne doivent être appliqués que tièdes ou froids.

l'eczéma est généralisé et très enflammé ; on
aura le choix entre l'axonge fraîche, le cold-
cream, le liniment oléo-calcaire, la vaseline,
il est bon toutefois de savoir que cette dernière
substance est souvent irritante.

Les poudres (amidon, talc, lycopode, kaolin,
bismuth, oxyde de zinc) seront mises en usage
chez certains malades dont la peau, particulièrement irritable, ne supporte aucune des applications précédentes.

Quel que soit le procédé employé, il ne faut
pas manquer de prescrire des lotions quoti-
diennes avec les solutions indiquées, pour les
enveloppements humides. Quant aux bains, dans
certains cas généralisés, ils peuvent rendre des
services et seront alors donnés tièdes, de courte
durée et avec des substances émollientes (amidon), mais, d'une manière générale, leur emploi est plutôt nuisible qu'utile dans l'eczéma.

Le traitement que nous venons d'indiquer
doit être continué jusqu'à disparition du suintement et diminution de l'état inflammatoire ; *à
ce moment seulement, mais pas avant*, on appliquera les pommades. La plus employée est la
pommade de zinc :

        Oxyde de zinc . . . .   2 grammes
        Vaseline 20   //

E. Besnier recommande la formule suivante :

Acide salicylique	0,5o à	2 grammes
Oxyde de zinc.	}	
Amidon	} àà 24 //
Lanoline.	3o	4o //
Vaseline.	2o	3o //

Citons encore les pommades boriquées à $\frac{2}{3o}$ et la pommade au bismuth à $\frac{1}{3o}$.

Si ces topiques sont mal supportés, il faut immédiatement revenir aux cataplasmes et aux applications humides.

Dans l'eczéma aigu, le traitement précédemment exposé suffit en général ; dans l'eczéma chronique, on commencera par les mêmes procédés, mais, si la guérison ne survient pas, il faudra recourir à des applications plus actives. On aura alors le choix entre les pommades à l'acide salicylique $\left(\frac{1}{1o} \text{ à } \frac{1}{4o}\right)$, au naphtol (10 $^0/_0$), à la résorcine (5 $^0/_0$), à l'ichthyol (10-15 $^0/_0$), au soufre (5-10 $^0/_0$), additionnées ou non de 2 $^0/_0$ de baume du Pérou.

Si les lésions persistent, on emploiera le glycérolé cadique :

Huile de cade	5 à 3o grammes
Extrait fluide de Panama ou	
savon noir.	q. s. p. émulsionner
Glycérolé d'amidon	3o grammes

Dans les cas d'eczémas localisés et atoniques, on a vanté les applications de savon noir, les badigeonnages au nitrate d'argent $\left(\frac{1}{50}\ \text{à}\ \frac{1}{20}\right)$.

Dans certaines variétés récidivantes avec dégénérescence papillomateuse, le grattage et les scarifications sont indiqués, ce dernier procédé est particulièrement remarquable par son action rapide et énergique.

Enfin nous rappellerons qu'on a préconisé les gélatines et les emplâtres, parmi lesquels nous citerons les emplâtres simple, rouge, blanc, à l'huile de foie do morue.

Indications thérapeutiques d'après les localisations. — Les localitions de l'eczéma à certaines régions donnent lieu à quelques indications spéciales que nous énumérerons ici rapidement.

1. *Eczémas des régions pileuses.* — *a) Cuir chevelu.* — Pour faire tomber les croûtes, on se servira de pulvérisations, d'huile d'amande douce ou d'huile de ricin, de lavage avec la décoction de bois de panama et quelquefois du bonnet de caoutchouc.

Les pommades actives y sont bien supportées, la pommade soufrée y est particulièrement efficace.

Quand cela est possible, comme chez l'homme

et l'enfant, il est utile de faire couper les cheveux très courts.

b) Barbe. — On commencera par couper les poils aussi ras que possible, puis on fera tomber les croûtes comme au cuir chevelu. Les cataplasmes et les bandelettes de caoutchouc constituent les meilleurs agents thérapeutiques du début, puis, quand l'amélioration s'est produite, on usera des pommades, parmi lesquelles les préparations au goudron, à l'huile de cade au soufre, à l'ichthyol, donneront les meilleurs résultats surtout pour les cas chroniques.

Les badigeonnages au nitrate d'argent et les scarifications, si l'affection est très rebelle, amènent parfois la guérison.

Enfin, dans toutes les formes prolongées, l'épilation répétée pendant plusieurs semaines est assurément la méthode de choix.

2. *Eczémas de la face.* — E. Besnier recommande beaucoup, dans ce cas, l'emploi d'une bandelette de caoutchouc maintenue par des cordons noués derrière la tête. Si l'eczéma est consécutif à une lésion du nez, il faudra la traiter d'abord, et, s'il existe un suintement, placer des tampons de ouate dans les narines afin d'empêcher l'irritation de la lèvre par les liquides, qui s'écoulent incessamment.

3. *Eczémas du tronc.* — Les eczémas du mamelon, quand ils sont rebelles, sont justiciables
des moyens énergiques comme les badigeonnages au nitrate d'argent, les pointes de feu,
les scarifications.

4. *Eczémas des parties génitales et de l'anus.*
— Chez l'homme, le suspensoir en caoutchouc
rend de grands services dans les eczémas du
scrotum.

Contre les démangeaisons extrèmement pé-
nibles, on se servira des lotions de sublimé
$\left(\dfrac{1}{1000}\right)$ de chloral, d'eau blanche, d'eau phéniquée, des solutions de cocaïne, des pommades
anti-prurigineuses. A la vulve, on emploiera
les cataplasmes et l'onguent de zinc associé aux
poudres inertes de façon à empêcher le contact
incessant des surfaces. Après chaque miction,
les malades feront une lotion tiède sur les parties souillées par l'urine.

Dans les localisations à l'anus, il faut prescrire
les cataplasmes pendant la nuit et, pendant le
jour, une plaque anale de caoutchouc que l'on
fixe facilement au suspensoir et qu'il faut garder
en permanence. Après chaque garde-robe, il est
nécessaire de laver la région à l'eau boriquée.
Enfin le régime alimentaire non irritant s'impose ici avec toute sa rigueur.

Quand l'eczéma anal est rebelle et qu'il s'accompagne de fissures les badigeonnages au nitrate d'argent $\left(\frac{1}{30} \text{ à } \frac{1}{10}\right)$ et les pointes de feu sont très efficaces.

5. *Eczéma des membres inférieurs.* — Le repos absolu est nécessaire pour guérir toute dermite eczémateuse de cette région. Les emplâtres que nous avons indiqués y réussissent souvent dans les cas chroniques.

6. *Eczémas des mains et des pieds.* — Quand il existe des tendances à la kératodermie, il faut ramollir les couches cornées par les cataplasmes, le caoutchouc et faire des frictions au savon noir.

Les emplâtres de savon noir (compresse recouverte d'une couche de savon noir), les emplâtres rouge et de Vigo, rendent des services dans les formes rebelles.

7. *Eczémas des ongles.* — Leur traitement est difficile, signalons comme procédés thérapeutiques le doigtier de caoutchouc, l'emplâtre rouge, les badigeonnages avec une solution d'acide salicylique dans l'alcool $\left(\frac{1}{3}\right)$.

ECZÉMA SÉBORRHÉIQUE

C'est à Unna que l'on doit la constitution d'un groupe dermatologique particulier connu sous le nom d'eczéma séborrhéique ([1]).

Tel qu'Unna le comprend, l'eczéma séborrhéique présente de nombreuses efflorescences cutanées : une forme pityriasique pure, une forme croûteuse, une forme humide et suintante, une forme figurée et discoïde.

La création de ce groupe a rendu à la dermatologie un service incontestable en séparant de la masse confuse des eczémas, certains faits dont la thérapeutique et quelques points de pathogénie sont communs. Il faut dire toutefois que tous les auteurs ne sont pas d'accord au sujet des différentes formes qu'Unna fait rentrer dans cette classe. Nous ne pouvons pas entrer ici dans cette discussion, mais pour nous conformer aux idées classiques, nous décrirons seulement dans cet article la forme type de l'eczéma séborrhéique en renvoyant pour les autres aux séborrhées.

------

[1] UNNA. — *Annales de Dermatol. et de Syphil.* 1894, p. 578.

Symptômes. — Le point de départ de presque tous les eczémas séborrhéiques est le cuir chevelu. En cette région, le début se fait par une desquamation pityriasique qui peut rester minime pendant fort longtemps puis, à un moment donné, l'affection progresse, s'étend aux régions avoisinantes et descend, pour ainsi dire, sur d'autres parties des téguments.

Dans sa forme caractéristique, cette dermatose est constituée par des taches rondes ou ovales, de couleur jaunâtre, recouvertes de squames grasses jaunes plus ou moins abondantes et entourées d'un petit liseré rouge.

Ces taches sont, dans certains cas, isolées et de petites dimensions, ressemblant à des papules squameuses ; dans d'autres cas, elles acquièrent des proportions plus considérables ; elles deviennent confluentes et forment ainsi des plaques à bords serpigineux et polycycliques dont le centre est rose pâle et affaissé, tandis que la bordure est saillante, épaissie et recouverte de squames adhérentes.

L'eczéma séborrhéique des parties glabres siège surtout à la partie antérieure de la poitrine et en arrière, entre les deux épaules (eczéma flanellaire), plus rarement on l'observe aux aisselles et aux plis des grandes articulations.

Au cuir chevelu, l'eczéma séborrhéique est très fréquent et revêt des caractères un peu spéciaux. Le derme y est rouge, suintant, infiltré, recouvert de croûtes et de squames jaunes et grasses. L'éruption tend à gagner la région des tempes et des oreilles et même à descendre plus loin sur les parties glabres en présentant un rebord polycyclique. L'affection s'accompagne toujours de chute abondante des cheveux, elle évolue d'une façon chronique, mais peut présenter de temps à autre des poussées aiguës.

Il est de règle que l'eczéma séborrhéique soit accompagné de prurit, qui est, en général, peu intense.

ANATOMIE PATHOLOGIQUE. — D'après Unna, l'eczéma séborrhéique est caractérisé anatomiquement par l'élargissement des vaisseaux et l'infiltration cellulaire des couches superficielles du derme. Cette dermite produit une hyperhydrose graisseuse avec infiltration graisseuse et exfoliation de l'épiderme.

ÉTIOLOGIE. PATHOGÉNIE. — Pour Unna, l'affection est de nature parasitaire. Cette opinion est parfaitement admissible, car elle s'appuie sur la forme et la marche spéciales de cette variété d'eczéma et sur sa thérapeutique particulière, nécessitant une médication parasiticide. Mais si l'intervention parasitaire est probable, il faut reconnaître que la nature de l'agent microphytique et que son rôle sont encore inconnus, malgré les travaux récents de Unna sur ce point. D'autres facteurs interviennent aussi certainement dans la genèse de cette maladie parmi lesquels l'hypersteatidrose à laquelle s'associe toujours une hyperfonction des follicules sudoripares. Il est évident que cette exagération fonctionnelle de la production graisseuse joue un rôle prépondérant dans l'irritation des éléments cutanés. Mais cette irritation est-elle le fait de l'hyperfonction glandulaire ou, au contraire, l'hyperfonction dérive-t-elle de l'irritation préalable des tissus par un agent quelconque, microbien par exemple ?

Il est impossible, dans l'état actuel de nos connaissances, de répondre à ces diverses questions.

DIAGNOSTIC. — L'eczéma séborrhéique peut être confondu avec les séborrhées, avec l'acné, et souvent, surtout dans ces derniers cas, le diagnostic est extrêmement difficile. Nous renvoyons sur ce point aux articles dans lesquels sont exposés les caractères de ces diverses affections. Le diagnostic du psoriasis, surtout au cuir chevelu, est quelquefois fort délicat, cependant les squames sont alors plus blanches et plus sèches, les cheveux ne tombent pas comme dans l'eczéma séborrhéique, les lésions sont plus disséminées et le plus souvent se montrent avec leurs caractères typiques en d'autres régions du corps.

Brocq insiste tout particulièrement sur la ressemblance de l'eczéma séborrhéique avec le psoriasis, développé chez certains sujets atteints de séborrhée. Il existe là une série de faits intermédiaires aux deux affections, faits de passage fort embarrassants à classer d'une façon définitive. Quant aux autres variétés d'eczémas, elles sont habituellement faciles à distinguer.

Traitement. — La médication locale est prépondérante dans le traitement de l'eczéma séborrhéique. On devra cependant tenir compte des conditions particulières des sujets et les traiter ainsi qu'il a été indiqué à l'article « Eczéma ».

Localement, on supprimera d'abord toutes les causes d'irritation telles que les vêtements de flanelle, de laine, etc., et l'on veillera à la propreté minutieuse (lotions savonneuses, boratées, etc.).

Si les lésions sont de quelque intensité, il faut recourir aux topiques énergiques, parmi lesquels le soufre est assurément le meilleur. Seul ou associé à l'oxyde de zinc, on l'emploiera surtout en pommades dans lesquelles la dose de substance active variera suivant la tolérance individuelle. Les pommades au calomel $\left(\frac{1}{30}\right)$, les préparations à l'ichthyol, à l'acide pyrogallique, à l'acide salicylique, à l'huile de cade, associés ou isolés, et en proportions variables, sont, après le soufre, les topiques principaux dont l'usage soit recommandable dans l'eczéma séborrhéique.

II. HERPÈS

DÉFINITION. — On appelle *herpès* une éruption constituée par de petits groupes de vésicules entourées d'une zone érythémateuse. L'herpès n'est pas une maladie, ce n'est qu'un symptôme qui peut se rencontrer dans des états morbides variables.

DESCRIPTION. — L'herpès commence par une sensation de prurit, de tension et par de très légères saillies papuleuses. Sur ces papules apparaissent rapidement et par petits groupes des vésicules du volume d'une tête d'épingle ou d'un grain de millet. Au bout de quelques jours, ces vésicules s'affaissent en laissant seulement après elles de petites squames ou des croûtelles.

L'éruption dure un ou deux septénaires et n'est pas suivie de cicatrices.

Les ganglions lymphatiques correspondant aux régions atteintes d'herpès, sont le plus souvent engorgés.

L'herpès siège à la peau ou sur les muqueuses ; cette dernière localisation n'est pas du ressort de la dermatologie, elle appartient à la pathologie générale, à la laryngologie ou à l'ophthalmologie (herpès pharyngé, herpès conjonctival).

Variétés d'herpès. — Il faut distinguer :

1° L'herpès facial le plus souvent symptomatique d'une maladie infectieuse aiguë : pneumonie, fièvre typhoïde, fièvre paludéenne, etc.

2° L'herpès qui se montre en éruption ordinairement abondante au cours d'une maladie fébrile et infectieuse, désignée sous le nom de fièvre herpétique et dont la nature est encore mal connue ;

3° Les éruptions zostéroïdes qui se produisent avec ténacité sur le trajet d'un nerf à la suite d'une lésion nerveuse quelconque ;

4° L'herpès des organes génitaux auquel se rattache l'herpès récidivant ;

5° Le zona ou zoster ;

6° L'herpes gestationis, qui n'est qu'une variété de la dermatite herpétiforme (voir t. V), et dont la dénomination est, par suite, défectueuse.

Nous ne décrirons pas ici la deuxième et la troisième variété d'herpès, qui relèvent de la pathologie médicale commune.

I. HERPÈS FACIAL

Description. — Cette variété d'herpès siège dans la grande majorité des cas aux joues, au menton, aux lèvres, au nez ou aux oreilles, elle peut cependant se montrer en d'autres points des téguments.

L'éruption peu abondante reste limitée à quelques vésicules, elle correspond exactement à la description donnée plus haut de l'herpès en général ; elle dure un septénaire environ, s'accompagne souvent de douleurs névralgiques et récidive avec facilité.

Étiologie. — Nous ne connaissons pas encore la cause intime et la pathogénie de l'herpès facial ; nous savons seulement qu'il se montre d'ordinaire au cours de maladies fébriles aiguës comme la pneumonie, la méningite cérébrospinale, la fièvre paludéenne, la fièvre typhoïde, ou encore, chez certains sujets prédisposés, à la suite d'un refroidissement, d'un surmenage, d'un excès de quelque ordre qu'il soit. Chez certaines personnes, la menstruation suffit parfois à provoquer des poussées d'herpès.

TRAITEMENT. — Il est inutile de traiter l'herpès facial ; chez quelques malades exigeants, on fera seulement des applications de poudre d'amidon ou de vaseline boriquée. Dans tous les cas, il faut s'abstenir avec soin de topiques irritants.

II. HERPÈS DES ORGANES GÉNITAUX

SYMPTÔMES. 1° *Homme.* — Les vésicules d'herpès, d'habitude peu nombreuses, se trouvent sur la base du gland, sur le prépuce, sur la peau de la verge.

2° *Femme.* — Chez elle, l'herpès se montre aux organes génitaux avec les mêmes caractères que chez l'homme, mais avec des sensations prurigineuses beaucoup plus intenses. On observe aussi une forme confluente dans laquelle les vésicules se réunissent pour former des plaques festonnées recouvertes de fausses membranes grisâtres dont la chute laisse des ulcérations cycliques ou polycycliques.

Herpès récidivant. — C'est une variété d'herpès génital caractérisée par une éruption discrète récidivant à intervalles variables et se produisant sans cause appréciable ou à la suite d'un fait de minime importance (fatigue, coït).

ANATOMIE PATHOLOGIQUE. — Au début, les papilles du derme sont congestionnées et infiltrées d'un liquide séreux et de cellules embryonnaires. C'est ce liquide qui, en s'accumulant au niveau du stratum granulosum, formera les vésicules dans la cavité desquelles se voient, en outre, quelques cellules migratrices et des bactéries d'ordre banal dont le rôle est très discutable.

ÉTIOLOGIE. — Les herpès génitaux succèdent aux premières relations sexuelles, à des excès de coït, aux écoulements leucorrhéiques et blennorrhagiques, à la menstruation ; rarement, on les voit survenir au cours d'une maladie aiguë comme l'herpès labial dans la pneumonie, par exemple.

L'origine nerveuse de ces herpès semble devoir être admise actuellement bien que leur mécanisme pathogénique intime soit encore inconnu.

Quant à l'herpès récidivant, d'après Diday et Doyon, il s'observe surtout chez les arthritiques et à la suite d'une affection vénérienne (chancre, chancre mou, blennorrhagie). On doit reconnaître que si l'élément vénérien joue un rôle dans l'apparition de l'affection, il doit ÿ avoir aussi un autre ou même d'autres facteurs étiologiques encore inconnus, car tous les vénériens ne sont pas atteints d'herpès récidivant.

DIAGNOSTIC. — La balano-posthite, chez l'homme, l'herpes gestationis, chez la femme, sont faciles à diagnostiquer d'avec les herpès génitaux.

Le chancre syphilitique offre parfois une ressemblance extrême avec l'herpès arrivé à la phase d'ulcération, mais les ulcérations herpétiques sont multiples, douloureuses, elles ne sont point indurées, leur contour est poly et microcyclique, enfin leur évolution est rapide. Ces caractères ne se trouvent pas dans le cas de chancre infectant.

Le chancre mou est difficile à confondre avec l'herpès, car il présente des bords déchiquetés, taillés à pic, décollés, il est profond et suppure beaucoup, puis l'examen microscopique y décèle le bacille de Ducrey et Unna avec sa forme et ses réactions colorantes typiques.

TRAITEMENT. — Dans le cas d'herpès génital, on fera des lotions avec l'eau boriquée, l'eau blanche, la décoction de ratanhia, de tanin, puis on appliquera les poudres inertes ou la pommade à l'oxyde de zinc. Les plus grands soins de propreté sont nécessaires.

Si la guérison tarde, on peut cautériser au nitrate d'argent de $\frac{1}{50}$ à $\frac{1}{20}$.

Dans l'herpès vulgaire, on prescrira les lavages émollients, les bains de siège, puis l'axonge, le cold-cream, les poudres inertes, la pommade de zinc suivant la tolérance des malades.

Si l'affection se montre rebelle, les eaux d'Uriage, de Saint-Gervais, de Luchon, rendent parfois des services.

III. ZONA

DÉFINITION. — Le zona ou zoster est une affection propre, caractérisée par l'apparition d'une éruption de vésicules d'herpès, localisée sur une moitié du corps, s'accompagnant de phénomènes douloureux, présentant une marche cyclique et conférant à l'individu une immunité comparable à celle des pyréxies exanthématiques.

SYMPTÔMES. — Le zona débute souvent par un malaise général et par une douleur névralgique au point où se montrera l'éruption ; d'autres fois, les éléments cutanés surviennent d'emblée sans autre trouble qu'un peu de prurit.

Objectivement, les lésions apparaissent sur le trajet d'un nerf et sous forme de petites taches érythémateuses ; à leur surface naissent rapidement des vésicules remplies d'un liquide ordinairement citrin, mais quelquefois trouble et même purulent ou sanguinolent (zona hémorrhagique).

Ces vésicules se réunissent d'habitude par petits groupes, reposant sur la base rouge formée par les plaques érythémateuses.

Leur évolution est variable. Tantôt elles se dessèchent ou se rompent et guérissent en quelques jours sans laisser d'autres traces qu'une pigmentation brune plus ou moins foncée, suivie parfois de macules achromiques. Tantôt elles deviennent purulentes, s'ulcèrent et sont suivies de cicatrices blanches ou pigmentées indélébiles.

Enfin, chez les cachectiques et les débilités, les éléments de zona peuvent subir la transformation gangréneuse (zona gangréneux).

Les ganglions lymphatiques correspondant à la région où l'éruption s'est développée, sont engorgés, mais ils ne suppurent pas.

Phénomènes subjectifs et généraux. — Ordinairement, les éléments éruptifs sont précédés de douleurs névralgiques, de sensations de cuisson, de picotement qui peuvent aussi ne survenir qu'à l'apparition des vésicules. Dans certains cas, cependant, le zona est indolent.

Ces phénomènes douloureux disparaissent avec l'éruption, mais parfois, chez les vieillards surtout, ils persistent sous forme de douleurs névralgiques profondes et tenaces. On a noté sur les territoires atteints de zona, l'hyperesthésie et, d'autres fois, une anesthésie que l'on retrouve même sur les cicatrices.

L'affection s'accompagne fréquemment de troubles généraux : fièvre, état saburral des premières voies digestives, anorexie, vomissements ; ces accidents cessent, en général, rapidement, dans les cas graves, ils peuvent toutefois durer plus longtemps et acquérir une grande importance.

MARCHE. — La durée moyenne de l'affection peut être évaluée, suivant son intensité, à deux, quatre, six semaines, mais les accidents consécutifs (ulcérations gangréneuses, phénomènes douloureux) continuent parfois pendant plusieurs mois.

SIÈGE. — Dans l'immense majorité des cas, le zona est unilatéral et unique ; il existe cependant des exceptions à cette règle. L'éruption s'observe sur le trajet de différents nerfs. Le zona le plus fréquent est celui qui se développe dans la région des nerfs intercostaux.

Le zona de la face n'est pas rare et mérite une mention spéciale ; il apparaît dans les points où se distribue la cinquième paire. Quand les localisations se font sur les nerfs maxillaires supérieur ou inférieur, on voit l'éruption s'accompagner, dans le premier cas, d'une angine herpétique unilatérale, dans le deuxième cas, d'une éruption linguale.

La localisation à la branche ophthalmique (zona ophthalmique) donne lieu à une forme douloureuse et grave, en raison des complications oculaires possibles dans les deux tiers des cas. Les groupes de vésicules se voient sur le front, à l'angle interne de l'œil, sur l'aile du nez et, comme la branche nerveuse fournit des filets à l'iris, à la conjonctive, à la cornée, on voit, dans certains cas, survenir des lésions allant de la simple kérato-conjonctivite phlycténulaire à l'iritis et à la perforation de la cornée avec perte de l'œil.

Besnier recommande, dans ces cas, d'explorer quotidiennement la sensibilité de la cornée dont la disparition précède les troubles oculaires.

Nous citerons encore les zonas cervical, bra-

chial, lombo-inguinal, lombo-fémoral et ischia-
tique, dont les noms indiquent suffisamment
la topographie.

COMPLICATIONS. — Outre les hémorrhagies, les
gangrènes, les accidents oculaires dont nous
avons déjà parlé, le zona peut se compliquer,
pendant l'éruption, de dermite érésypélateuse,
de furoncles, d'anthrax. A la phase post-éruptive,
on a vu les douleurs persistantes, les paralysies
musculaires, l'atrophie de certains muscles surtout à la face.

PATHOGÉNIE ET NATURE. — Les localisations du
zona et les troubles de sensibilité qui l'accompagnent, rendent évidente l'intervention du système nerveux dans la genèse de cette maladie.
D'ailleurs, les examens histologiques ont démontré qu'il existait souvent une lésion du
ganglion correspondant au nerf intéressé ou
des altérations inflammatoires de ce filet nerveux.

Mais ce n'est là que la constatation d'un mécanisme pathogénique et non la cause véritable
du zona.

Les symptômes fébriles, la marche, la non-
récidive de cette maladie, semblent en faire une
affection à part, due à un agent spécifique que
Landouzy considère comme analogue à celui

de la maladie ourlienne ou de la coquelu
che (¹). Le zona serait donc une maladie infectieuse, mais la nature de son agent causal reste
encore inconnue malgré les recherches bactériologiques sur ce point.

Nous ferons remarquer que cette manière de
voir établit une séparation absolument juste
entre le zona et les éruptions zostériformes, de
nature trophique, qui peuvent se développer
sur le trajet d'un nerf consécutivement à une
lésion quelconque.

ÉTIOLOGIE. — Le zona s'observe à tout âge
avec un maximum de fréquence de quinze à
trente ans.

Il semble se développer plus souvent au printemps et se montre parfois en séries simulant
de petites épidémies. On a aussi cité des cas où
la contagion a paru jouer un rôle, ce qui n'a,
d'ailleurs, rien d'étonnant, puisque le zona est
de nature infectieuse. Certaines conditions,
comme le nervosisme, et tout ce qui détermine
un état de moindre résistance du système nerveux : froid, surmenage, commotions, cachexie,
maladies infectieuses, altérations viscérales,
semblent produire, pour le zona, une opportu-

_____

(¹) L. LANDOUZY. — *Fièvre zoster et éruptions zostériformes*, Semaine médicale, sept. 1882.

nité morbide évidente, il faut donc en tenir compte au point de vue étiologique.

DIAGNOSTIC. — Le diagnostic du zona avec les éruptions zostériformes, est souvent difficile. Dans ce dernier cas, les vésicules reposent moins souvent sur une base érythémateuse, leur évolution n'est pas cyclique, mais chronique et successive ; il existe, en outre, des symptômes d'une affection nerveuse, comme le mal de Pott, l'ataxie, les névrites.

L'herpès récidivant ne laisse pas de cicatrices et n'a pas la même marche que le zona.

L'herpès fébrile se différencie aisément, car il se lie à une affection aiguë, il est souvent bilatéral et se montre fréquemment aux lèvres.

Enfin, dans certains cas, on pourrait confondre le zoster avec l'érésypèle de la face et l'érythème polymorphe vésiculo-bulleux.

PRONOSTIC. — Quoique le zona soit une affection souvent bénigne, on doit néanmoins en réserver le pronostic en raison de la possibilité de complications telles que les ulcérations ou les névralgies rebelles.

L'âge est un facteur important dans la gravité du zona ; chez le vieillard, en effet, il se montre particulièrement sévère. Nous rappellerons enfin que le zona ophthalmique comporte un pronostic spécial par suite de la fréquence et de la gravité des lésions oculaires.

TRAITEMENT. 1° TRAITEMENT GÉNÉRAL. — Dans les cas où le début est marqué par de la fièvre et de l'embarras gastrique, un purgatif et le sulfate de quinine sont indiqués.

Si l'état général est affaibli, on le relèvera par les moyens habituels.

La douleur sera combattue par l'opium (surtout sous forme d'injections de morphine), le chloral, l'aconitine, la belladone, le sulfonal, l'antipyrine, les injections de chloroforme.

Ces divers agents seront également employés contre les névralgies rebelles, consécutives à l'éruption ; s'ils échouent, on essaiera les courants continus, le chlorure de méthyle et les pointes de feu.

2° TRAITEMENT LOCAL. — Le traitement local du zona non compliqué est fort simple, il suffit de protéger les parties malades à l'aide d'une lame de ouate hydrophile saupoudrée d'amidon. Tout topique irritant doit être proscrit sous peine de voir survenir des accidents inflammatoires ou ulcéreux.

On a vanté contre le zona divers moyens abortifs parmi lesquels les applications de collodion élastique, mais c'est là un procédé dangereux et qui ne peut, en tous cas, donner de résultats favorables qu'à la période de début avant la formation complète des vésicules. A cette phase, les badigeonnages avec une solution alcoolique de perchlorure de fer ou les pansements avec des compresses imbibées d'eau de Botot ont parfois donné quelques succès.

Si le zona est gangréneux ou suppuré, on fera des pansements antiseptiques avec la vaseline ou le liniment oléo-calcaire boriqués ou phéniqués et d'épaisses couches de ouate.

Enfin, le zona ophthalmique réclame une surveillance minutieuse, des lavages boriqués oculaires fréquents. Quant aux complications graves du côté de la cornée et de l'iris, elles relèvent de la thérapeutique ophthalmologique.

II

DERMATOSES BULLEUSES

—

I. PEMPHIGUS

Le terme *pemphigus* servait autrefois à désigner toute affection bulleuse, cette signification doit être aujourd'hui abandonnée, car il faut nettement séparer du pemphigus toutes les affections définies dans lesquelles les bulles ne sont qu'un épiphénomène et aussi les dermatoses pemphigoïdes, comme la dermatite herpétiforme, les érythèmes bulleux, les éruptions bulleuses artificielles ou toxiques. On réserve actuellement le nom de pemphigus à un groupe, encore mal défini, dont les principaux types sont les suivants :

1° Le pemphigus aigu ;

2° Le pemphigus chronique vrai ;

3° Le pemphigus foliacé ;

4°. Le pemphigus épidémique des nouveau-nés;

5° Le pemphigus successif à kystes épidermiques.

I. PEMPHIGUS AIGU

C'est une dermatose des plus rares qui ressemble absolument, par ses caractères objectifs, à l'érythème polymorphe vésiculo-bulleux. Elle s'accompagne de symptômes généraux très intenses : fièvre, prostration, délire, albuminurie, etc., qui amènent, dans la plupart des cas, la terminaison fatale au bout de huit ou quinze jours.

Cette affection est encore très mal connue et beaucoup d'auteurs tendent à la rattacher aux érythèmes polymorphes infectieux.

On prescrira aux malades les toniques, la caféine, et, localement, les bains ou les poudres inertes.

II. PEMPHIGUS CHRONIQUE VRAI
OU BULLEUX

Description. — Objectivement, la maladie est caractérisée par des bulles qui débutent souvent par les muqueuses (pharynx, bouche), puis qui s'étendent au thorax et aux membres où elles se disposent d'ordinaire symétriquement. Les bulles sont de dimensions variables, remplies d'un liquide clair, puis opalin ; après leur rupture, elles laissent une surface dénudée, suintante, qui évolue suivant deux types. Tantôt, c'est le cas le plus fréquent, elle se recouvre de croûtes foliacées d'abord, puis humides et suintantes, formant des plaques plus ou moins étendues, selon la confluence des lésions ; tantôt elle se transforme en ulcération végétante et cela plus spécialement aux plis de flexion ou aux points de contact (*Pemphigus vegetans* de Neumann).

Les troubles de la sensibilité sont très peu prononcés et il ne survient guère de sensations douloureuses qu'au moment où le derme est mis à nu et irrité.

L'état général s'altère vite, les malades s'affaiblissent, tombent dans le marasme, sont atteints de vomissements, de diarrhées incoercibles, d'œdèmes, et succombent aux progrès de la cachexie ou par suite d'une complication.

La marche est chronique et présente parfois des périodes d'accalmie plus ou moins longues.

Diagnostic. — Le diagnostic est ordinairement facile. Le pemphigus foliacé a des symptômes différents que nous indiquerons, la dermatite herpétiforme et les autres éruptions pemphigoïdes présentent des troubles subjectifs qui n'existent point dans le pemphigus vrai, l'état général y reste bon et la marche est toute différente.

PATHOGÉNIE. ÉTIOLOGIE. — La pathogénie et l'étiologie du pemphigus sont encore complètement inconnues. On tend cependant aujourd'hui à considérer cette affection comme une trophonévrose.

TRAITEMENT. — 1° TRAITEMENT INTERNE. On traitera l'état général par les toniques et une bonne hygiène alimentaire. Les médicaments préconisés en pareil cas sont : la quinine, l'arsenic, la belladone, les ferrugineux, l'ergotine, mais aucun n'a d'efficacité réelle.

2° TRAITEMENT EXTERNE. Il diffère peu de celui de la dermatite herpétiforme. Les meilleurs topiques sont : les enveloppements avec le lin ou la tarlatane, imbibés de liniment oléo-calcaire, les enveloppements humides, les poudres inertes, l'onguent de zinc.

Les antiseptiques tels que sublimé, phénol, salol, iodoforme, produisent le plus souvent des accidents d'intoxication, il faut donc éviter leur emploi.

III. PEMPHIGUS FOLIACÉ

SYMPTÔMES. — C'est une affection très rare dans laquelle on voit se produire des bulles aplaties qui se rompent vite et apparaissent alors sous forme de plaques nummulaires, plates, squameuses et croûteuses, au-dessous desquelles il existe une ulcération suintante. A la période d'état, les lésions se généralisent, la peau devient sèche et rouge, elle se recouvre de squames foliacées larges et à bords détachés.

. A cette phase, on observe la chute des cheveux et la déformation des ongles.

Comme dans le pemphigus vrai, il peut y avoir des localisations muqueuses.

Les sensations subjectives sont peu marquées et nullement en rapport avec l'intensité des lésions cutanées.

L'état général se maintient passable pendant longtemps, les malades maigrissent, mais lentement.

La maladie est longue et dure quatre, six ans et quelquefois plus, elle se termine souvent par la mort dans le marasme ; cependant, il ne faut pas ici désespérer comme dans le pemphigus bulleux.

Le diagnostic avec le pemphigus vrai est simple, sauf à la période terminale où les deux affections revêtent les mêmes caractères de dermatite exfoliante.

Le peu d'intensité des phénomènes subjectifs suffit à séparer le pemphigus foliacé de la dermatite herpétiforme. Quant aux exfoliations généralisées consécutives à d'autres dermatoses bulleuses bien définies, elles se distinguent par les symptômes propres à ces affections qui précèdent l'exfoliation finale.

Nous ne savons encore rien, relativement à la pathogénie du pemphigus foliacé. Le traitement se confond avec celui du pemphigus bulleux.

IV. PEMPHIGUS ÉPIDÉMIQUE DES NOUVEAU-NÉS

C'est une affection de la première enfance à laquelle le nom de pemphigus ne doit être conservé que d'une façon provisoire.

Symptômes. — L'éruption apparaît dans les premiers jours qui suivent la naissance et se caractérise par des bulles de pemphigus isolées ou confluentes, entourées d'une zone érythémateuse et pouvant se développer en n'importe quelle région, sauf sur les muqueuses, à la paume des mains et à la plante des pieds. Les bulles crèvent rapidement et laissent de petites surfaces dénudées qui se cicatrisent avec lenteur.

L'évolution se fait par poussées successives. Exceptionnellement, la mort survient non du fait de la maladie, mais de l'athrepsie qui la complique.

ÉTIOLOGIE. — Cette maladie est contagieuse et inoculable : souvent elle se développe sous forme de petites épidémies dans les crèches et dans les maternités, en atteignant les enfants vigoureux ou athrepsiques. Almquist a décrit comme cause du pemphigus des nouveau-nés, un diplocoque voisin du staphylocoque, mais non pyogène.

DIAGNOSTIC. — On devra faire le diagnostic avec les éruptions vaccinales qui se développent dans d'autres conditions : avec la varicelle bulleuse dont les bulles sont moins volumineuses et localisées à certaines régions ; avec l'impetigo contagiosa dont les bulles sont purulentes, avec l'ecthyma qui laisse après lui des ulcérations plus profondes. Enfin, les syphilides bulleuses se distinguent par leur base papuleuse, leur existence à la paume des mains et à la plante des pieds et la coïncidence d'autres manifestations spécifiques.

TRAITEMENT. — On se contentera de prescrire une bonne hygiène et le traitement de l'athrepsie s'il y a lieu.

Localement, on fera matin et soir des lotions émollientes (guimauve, sureau, camomille) et légèrement antiseptiques (acide borique), puis on se servira des poudres inertes ou des emplâtres (oxyde de zinc, emplâtre rouge).

V. PEMPHIGUS SUCCESSIF A KYSTES ÉPIDERMIQUES

Cette affection, désignée encore sous le nom de dermatite bulleuse congénitale, a été décrite par Brocq. Elle est extrêmement rare.

C'est une dermatose congénitale caractérisée par des éruptions successives et discrètes de bulles transparentes, et absolument indolentes. A la suite de ces bulles, on observe sur le derme rouge de petits points blanchâtres, perlés, qui sont dus à une accumulation de matière épidermique et sébacée.

Les malades atteints de cette dermatose présentent ordinairement un état ichthyosique de la peau et de la kératose pilaire.

La durée de l'affection semble indéfinie. Le traitement est identique à celui du pemphigus chronique.

III

DERMATOSES SQUAMEUSES

—

I. PSORIASIS

Définition. — Le psoriasis est une dermatose caractérisée par des amas de squames sèches, blanches, recouvrant une surface plus ou moins étendue, rouge, luisante et saignant facilement.

Symptômes. — L'affection débute par une petite tache d'apparence papuleuse, et à la surface de laquelle existe une squame blanche. Cette petite tache s'agrandit peu à peu et forme alors l'élément de psoriasis typique, recouvert de squames blanc nacré, sèches, plus ou moins abondantes, séparées parfois par des fissures et que le grattage enlève aisément. Par le grattage, on met ainsi à nu le derme rouge, lisse, vernissé et vite recouvert d'un piqueté hémorrhagique (Hébra). Quand ces éléments cutanés disparaissent, ils laissent une coloration brune plus ou moins lente à s'effacer. Le psoriasis s'accompagne parfois de sensations de prurit plus ou moins marqué ; dans d'autres cas, les symptômes subjectifs sont nuls.

La disposition et l'abondance des lésions sont très variables.

Dans les formes vulgaires, les éléments sont tantôt arrondis et petits (*psoriasis punctata*), tantôt plus larges (*psoriasis guttata*), tantôt étendus à de larges surfaces (*psoriasis orbiculaire*).

Les placards peuvent se souder les uns aux autres pour former des lésions sinueuses d'aspects variables (*psoriasis gyrata, psoriasis figurata*), dans certains cas, ils sont circinés et sont quelquefois recouverts de squames épaisses : ces formes étaient autrefois connues sous le nom de lèpre vulgaire ; si, au contraire, les bords circinés sont plus minces, il peut y avoir une ressemblance extrême avec l'eczéma séborrhéique.

Les éléments psoriasiques affectent des régions très variables, mais leurs localisations les plus fréquentes sont les coudes, les genoux, le front, le dos, la région sacrée. Au cuir chevelu, ils sont fréquents, de même aux oreilles. On peut aussi les trouver aux mains et aux pieds, où ils simulent la syphilis, l'eczéma, les kératodermies.

Les ongles sont pris chez bon nombre de psoriasiques, ils sont alors jaunes, opaques, striés longitudinalement ou transversalement, et ponctués.

Quant aux localisations muqueuses, elles sont encore inconnues.

Chez certains malades, la généralisation des lésions est complète, la peau devient alors rouge, tuméfiée, et se recouvre de squames minces et larges ; c'est le psoriasis scarlatiniforme. Il existe enfin une forme particulièrement intéressante de psoriasis, c'est le psoriasis arthropathique bien étudié par Bourdillon (¹). Il se caractérise tantôt par des douleurs de siège variable, névralgies, myalgies, mélalgies, tantôt par des phénomènes articulaires qui peuvent aller de la simple arthralgie aux arthropathies proprement dites. Ces arthropathies sont partielles ou généralisées ; dans le premier cas, elles se rapprochent cliniquement de la forme

---

(¹) Bourdillon. — Thèse de Paris, 1888.

noueuse du rhumatisme, dans le second, elles revêtent l'aspect du rhumatisme osseux ou fibreux. Le pronostic devient alors fort grave, en raison des déformations irrémédiables qui se produisent et de l'importance qui les suit fatalement. La forme arthropathique du psoriasis est assez fréquente puisque, d'après E. Besnier, elle atteint la proportion de 5 %. D'après Bourdillon, ces accidents articulaires ne doivent point être confondus avec les complications rhumatismales qui peuvent accompagner le psoriasis, ce sont des accidents relevables de la même condition pathogénique que la dermatose et qui semblent se rapprocher des arthropathies d'origine nerveuse périphérique ou surtout médullaire.

MARCHE. — La maladie procède par poussées successives plus ou moins espacées, et qui vont en augmentant d'intensité.

Plusieurs années peuvent s'écouler entre deux atteintes de psoriasis, mais l'affection doit être considérée comme incurable dans l'état actuel de la thérapeutique.

Le psoriasis scarlatiniforme, après plusieurs poussées successives, peut aboutir à l'herpétide maligne exfoliatrice avec cachexie viscérale ultime.

ANATOMIE PATHOLOGIQUE. — Dans l'épiderme, les couches cornées, le corps muqueux et les couches papillaires ont subi une énorme hypertrophie, mais le stratum granulosum a disparu, de sorte que la kératinisation n'a plus lieu.

Dans les couches superficielles du derme, on trouve les vaisseaux dilatés et entourés de cellules lymphatiques.

D'après Vidal et Leloir, les nerfs cutanés sont intacts.

Le début des lésions se ferait pour les uns dans le derme, pour les autres, dans le corps muqueux de Malpighi.

ÉTIOLOGIE. — Le psoriasis se trouve souvent chez les sujets vigoureux, il frappe les hommes plus que les femmes, et apparaît dans l'enfance ou l'adolescence, plus rarement dans l'âge avancé.

L'hérédité joue un rôle évident dans son apparition bien qu'elle ne soit pas fatale. L'arthritisme et le nervosisme sont fréquents dans les antécédents des psoriasiques.

Quant au mode de début, on l'a vu se faire à la suite d'une maladie aiguë, et quelquefois après la vaccination.

Dans un certain nombre de cas, l'éruption se montre ou subit une nouvelle poussée à la suite de chocs nerveux : chagrins, terreur subite, etc. Ces faits sont actuellement trop nombreux pour que le rapport (quel qu'il puisse être) unissant la dermatose à la commotion nerveuse, soit mis en doute.

NATURE. — Bazin considérait autrefois le psoriasis comme une manifestation de l'arthritisme, mais cette opinion est aujourd'hui abandonnée et les auteurs modernes n'admettent plus que deux théories pathogéniques de cette dermatose.

Les uns font du psoriasis une affection parasitaire, les autres le considèrent comme d'origine nerveuse.

La théorie parasitaire émise par Ed. Lang en 1878, s'appuie sur la forme des éléments psoriasiques qui ressemble à celle des dermatomycoses, sur le développement dans quelques cas de la maladie à la suite de la vaccination, et sur un fait de contagion observé par Unna (?).

Lang et Eklund ont décrit dans les squames de psoriasis des parasites (*épidermophyton, lepocolla repens*), mais la nature spécifique de ces microorganismes est loin d'être prouvée. Nous devons ajouter que des tentatives d'inoculations ont été faites sur les animaux et sur l'homme, mais toutes sont contestables.

Jusqu'ici donc, la théorie parasitaire est purement hypothétique, et ne repose sur aucune base ferme.

La théorie nerveuse, soutenue par Polotebnoff, E. Besnier, Bourdillon, Brissaud, assimile le psoriasis aux trophonévroses sans rien préjuger de la nature de l'altération nerveuse causale.

La longue durée de l'affection, ses récidives fréquentes, la symétrie ordinaire des lésions, le rôle de l'hérédité dans l'étiologie, l'apparition fréquente de l'éruption à la suite de commotions nerveuses, sont déjà des raisons sérieuses en faveur de cette manière de voir. Un fait très important s'y ajoute, c'est l'existence, dans bon nombre de psoriasis, de troubles nerveux : névralgies, myalgies, et surtout arthropathies assimilables en tous points aux arthropathies d'origine médullaire.

Il faut reconnaître que cette théorie n'a pas reçu de sanction de l'anatomie pathologique, mais ce n'est pas là une preuve définitive contre elle, car, outre le petit nombre et insuffisance des examens pratiqués jusqu'ici, l'altération nerveuse peut très bien être purement fonctionnelle.

Dans l'état actuel de nos connaissances, et quoique la théorie nerveuse semble plus probable que la théorie parasitaire, la véritable nature du psoriasis est donc encore inconnue.(1).

DIAGNOSTIC. — Dans les cas atypiques, il est souvent difficile de faire le diagnostic du psoriasis; on pourrait confondre alors avec les affections suivantes :

L'eczéma séborrhéique. Il faut savoir que, chez certains sujets atteints de séborrhée, des plaques de psoriasis simulent parfois presque complètement l'eczéma séborrhéique. Le siège des lésions, les squames plus grasses et plus jaunes, l'aspect moins lisse et moins facilement saignant après le grattage dans l'eczéma séborrhéique, sont alors les principaux signes de différenciation.

Au cuir chevelu, dans le cas de psoriasis, les squames sont plus sèches et traversées perpendiculairement par les cheveux qui ne tombent pas.

La *syphilis*. Les syphilides papuleuses ressemblent, dans certains cas, au psoriasis à tel point que l'on avait à tort décrit un *psoriasis syphilitique*.

Les meilleurs signes de diagnostic sont alors : les accidents spécifiques antérieurs, les squames

(1) BOULAY. — *Revue générale sur l'étiologie du psoriasis*, Gazette des hôpit. 1889, p. 1001.

moins nacrées, plus adhérentes, l'épaississement des téguments qui manque dans le psoriasis.

Le *lupus érythémateux* de la face peut quelquefois prêter à l'erreur, mais outre la présence des cicatrices, les squames sont adhérentes et de couleur grisâtre.

Le *lichen plan* se distingue facilement par ses facettes brillantes, l'adhérence de ses squames, l'infiltration du derme, le prurit intense qui l'accompagne. Dans le pityriasis rubra-pilaire, les lésions prédominent dans les régions pileuses des mains, leurs squames sont plus adhérentes, disposées en grains centrés par un poil. Dans l'herpétide exfoliative, les squames sont plus abondantes, et l'état général beaucoup plus marqué que dans le psoriasis scarlatiniforme.

PRONOSTIC. — Le pronostic du psoriasis ne saurait être établi d'une façon générale. En effet, dans les cas vulgaires, l'affection n'offre pas d'autre gravité que de rendre aux malades la vie sociale difficile et quelquefois impossible par suite des.poussées incessantes et prolongées. Dans les formes arthropathiques, au contraire, les douleurs parfois intenses et l'impotence fonctionnelle résultant des déformations articulaires rendent le pronostic très sévère. Puis il existe des psoriasis *malins*, caractérisés par des poussées scarlatiniformes subintrantes et une intolérance absolue pour toute espèce de médicament. Il est alors fréquent de voir succomber les malades après une période cachectique plus ou moins longue.

TRAITEMENT. — 1° TRAITEMENT INTERNE. — La nature intime du psoriasis étant hypothétique, nous ne connaissons pas encore de traitement interne de cette affection.

On agira suivant la constitution des malades et leurs antécédents. On traitera l'arthritisme, la goutte, le nervosisme, par les moyens habituels : alcalins, eaux minérales alcalines, valériane, bromures, etc., régime approprié.

L'arsenic a été pendant longtemps considéré comme très utile dans le traitement du psoriasis. Cette faveur est imméritée, car ce médicament est même nuisible dans les cas aigus. Dans les formes torpides seulement, et quand la nutrition générale a besoin d'être relevée, on pourra prescrire la liqueur de Fowler ou l'eau de la Bourboule.

Greve, Bœck, Haslund, ont vanté le traitement par l'iodure de potassium à hautes doses ; de 5 à 20 grammes par jour.

Chez certains malades, surtout chez les psoriasiques arthropathiques, et s'il ne détermine pas d'intolérance, ses effets sont souvent favorables. D'autres substances ont été employées dans le psoriasis, mais sans avantages sérieux, nous citerons ici : l'acide phénique, le copahu, la térébenthine, l'huile phosphorée. Enfin récemment, Byrom Bramwell a traité des psoriasiques par l'extrait de corps thyroïde. Mais jusqu'ici les résultats de cette méthode, souvent dangereuse, ont été très discutables.

2° TRAITEMENT EXTERNE. — Le traitement externe du psoriasis ne le guérit pas au sens strict du mot, mais c'est le seul qui, actuellement, donne des résultats certains, puisqu'il fait disparaître les poussées. Chez un psoriasique, deux cas peuvent se présenter : l'éruption revêt la forme vulgaire, où le psoriasis est irrité, généralisé, scarlatiniforme. Dans les formes enflammées et dans les poussées scarlatiniformes la meilleure méthode consiste à donner des bains tièdes prolongés (4-6 heures) une ou deux fois par jour, puis dans l'emploi des corps gras sans addition de principes médicamenteux : axonge fraîche surtout, et liniment oléo-calcaire.

Ce traitement par les bains et l'axonge sera également prescrit chaque fois que, dans le cours d'un psoriasis vulgaire, les topiques ont amenés l'irritation des téguments.

Dans les formes ordinaires, on commencera toujours par donner plusieurs fois par semaine des bains tièdes (simples, alcalins ou sulfureux), avec frictions savonneuses, afin de nettoyer la peau et de décaper les lésions.

On peut, dans le même but, ordonner les enveloppements humides, l'emmaillotement avec le caoutchouc (surtout pour le cuir chevelu).

Les bains minéraux de la Bourboule, Luchon, Cauterets, Aix-la-Chapelle, Saint-Gervais, sont aussi ordonnés avec avantage et agissent dans le même sens.

A cette première partie du traitement, insuffisante par elle-même, il faut adjoindre l'application de topiques dont le nombre est considérable. Nous citerons ici les principaux :

1º *Huile de cade.* On l'emploie pure ou sous forme de glycérolé cadique.

Huile de cade vraie . . . . . . 15-50 grammes
Extrait fluide de Panama ou sa- ⎞ q.s. pour
von noir . . . . ⎠ émulsionner
Glycérolé d'amidon à la glycérine
neutre . . . . 50 grammes

Le malade fera une ou deux frictions par

jour, et après la friction endossera un vêtement de flanelle complet. L'huile de cade est un des meilleurs topiques que nous connaissions contre le psoriasis, ses inconvénients sont d'avoir une odeur forte et une couleur brune foncée. Elle peut déterminer quelquefois de l'acné cadique, mais la plupart des malades la supportent bien, aussi doit-elle être toujours prescrite s'il est nécessaire de confier le traitement aux psoriasiques pendant un certain temps.

2° *Acide chrysophanique*. On se servira de pommades à 5-25 $\%$, ou encore de solutions à 10-15 $\%$ dans le chloroforme. Dans ce cas, on badigeonnera chaque élément de psoriasis, puis on recouvrira d'une couche de traumaticine ([1]).

Il est encore possible d'incorporer l'acide chrysophanique à la traumaticine, dans la proportion de 5-10 $\%$. L'acide chrysophanique est très actif, mais il est très irritant, cause des intoxications, des érythèmes, des conjonctivites, et détruit le linge, aussi son emploi nécessite-t-il de grandes précautions.

3° *Acide pyrogallique*. On frictionne les lésions avec l'acide pyrogallique en pommades à 5-10 $\%$.

([1]) La traumaticine s'obtient en dissolvant, jusqu'à saturation, la gutta-percha dans le chloroforme.

Les résultats sont bons, mais il survient souvent des accidents d'irritation locale, ou d'intoxication. Aussi faut-il surveiller avec soin les malades (suspendre le traitement dès que les urines deviennent noires). De plus, l'acide pyrogallique a le désavantage de colorer la peau, les poils et le linge en noir foncé.

4° Le *naphtol* en pommades à 10 % offre des avantages, mais son action est lente.

Nous citerons seulement ici d'autres substances moins employées. Le goudron, les pommades au calomel ou au turbith minéral, l'ichthyol, l'aristol, la créoline, le chlorhydrate d'hydroxilamine, la chrysarobine, l'hydracétine (ces substances ne sont pas exemptes de dangers), l'acide phénique, l'acide thymique. Signalons l'acide salicylique qui peut être utilement associé au naphtol, au glycérolé cadique, etc. (Brocq).

Les collodions médicamenteux, préconisés par certains auteurs, sont souvent irritants et d'un emploi fort restreint.

Enfin, dans les cas de lésions peu étendues, l'emplâtre de Vigo, l'emplâtre à l'acide salicylique $\frac{1}{20}$, l'emplâtre à l'acide pyrogallique $\frac{1}{10}$ peuvent rendre des services.

II. PITYRIASIS

Le terme pityriasis signifie seulement dermatose squameuse, le pityriasis n'est donc qu'un symptôme. On conserve actuellement ce mot comme radical des affections suivantes très différentes les unes des autres, et qui n'ont de commun que cette dénomination.

1° Pityriasis versicolore.

2° Pityriasis circiné et marginé de Vidal.

3° Pityriasis rosé de Gibert.

4° Pityriasis rubra-pilaire.

5° Pityriasis rubra de Hébra.

I. PITYRIASIS VERSICOLORE

Cette forme de pityriasis a été décrite dans le t. II de cet ouvrage (2ᵉ édition, p. 175).

II. PITYRIASIS CIRCINÉ ET MARGINÉ

Cette éruption a été décrite par Vidal en 1892 (*Ann. de dermat.*), elle est constituée par de petites taches rosées légèrement squameuses qui guérissent en leur centre et se montrent alors sous forme d'anneaux à bords rosés et squameux, entourant une zone centrale jaune pâle. La marche de cette affection est lente et son siège de prédilection se trouve sur le tronc, les bras, les cuisses.

Vidal attribue cette dermatose à un parasite spécial, le *microsporon anomœon* ou *dispar*.

Il faut reconnaître que cette découverte n'a pas été confirmée jusqu'ici et que l'existence du pityriasis circiné et marginé est encore problématique. Voici sur ce point l'opinion de E. Besnier et A. Doyon :

« Le pityriasis rosé de Gibert a des formes frustes, atypiques, des variétés paratypiques, et c'est dans ces dernières que se range pour nous le pityriasis anomœon. Maintes fois, nos collaborateurs histologistes ont recherché les caractères mycologiques indiqués par l'auteur dans des cas absolument semblables à ceux qu'il a donnés comme types sans parvenir à confirmer ses recherches ».

D'ailleurs, au point de vue pratique, cette question est de peu d'importance, car le traitement du pityriasis rosé de Gibert suffit dans le pityriasis circiné et marginé.

III. PITYRIASIS ROSÉ DE GIBERT

Le pityriasis rosé de Gibert ou érythème papuleux desquamatif, herpès tonsurant maculeux et squameux de l'école de Vienne, est une affection pseudo-exanthématique à évolution cyclique, non inoculable, non contagieuse, peu ou pas récidivante.

Symptômes. — L'éruption commence sans signe précurseur par une plaque unique sur le tronc ou sur le cou. Cette plaque ovalaire ou arrondie est jaune chamois ou rose brunâtre et comme affaissée en son centre ; ses bords sont légèrement surélevés, rosés et recouverts de fines squames.

La plaque primitive persiste seule en s'agrandissant pendant 8-10 jours, puis apparaissent d'autres éléments dans les régions voisines ou en des points éloignés. Cette éruption secondaire, qui constitue le pityriasis rosé de Gibert à sa période d'état, se caractérise par de petites tâches rosées d'abord érythémateuses et squameuses, et dont le centre se décolore ultérieurement, en même temps qu'il s'affaisse et qu'il subit une sorte de plissé manifeste, tandis que les bords restent roses et squameux.

Ces éléments sont tantôt isolés, tantôt confluents, et leurs sièges ordinaires sont les parties antérieures et postérieures du tronc, le cou, les membres supérieurs, les cuisses. Le visage, les mains et les pieds ne sont atteints qu'exceptionnellement.

Il faut remarquer que tous les éléments de l'éruption n'acquièrent pas le même degré d'intensité et ne se trouve pas, à un moment donné au même stade de leur évolution, de sorte que l'aspect du pityriasis rosé de Gibert est presque toujours extrêmement polymorphe.

Cette affection ne s'accompagne d'aucun symptôme général; elle est peu ou pas prurigineuse.

L'évolution est cyclique et se fait par poussées successives; la guérison survient en 4-8 semaines, sauf dans quelques cas rebelles qui peuvent durer plusieurs mois; enfin l'affection ne récidive pas.

NATURE. ÉTIOLOGIE. — La pathogénie et l'étiologie du pityriasis rosé de Gibert sont encore pleines d'obscurités.

Il est extrêmement probable qu'un agent parasitaire intervient dans là production de cette dermatose, mais les recherches bactériologiques n'ont pu jusqu'ici mettre ce parasite en évidence.

Quoi qu'il en soit, si le parasite existe, il ne constitue pas le seul facteur pathogénique et il ne doit être considéré que comme « un de ces parasites intermédiaires dont l'action demeure partielle, subordonnée à des conditions individuelles qui nous échappent et dont la source, qu'elle soit externe ou interne, est complètement ignorée ».

Parmi ces conditions, il faut placer la dilatation gastrique, et dont l'existence est évidente dans bon nombre de cas.

Quant à l'opinion de l'école de Vienne qui fait du pityriasis rosé une forme de trichophytie, elle est dénuée de tout fondement.

Diagnostic. — Dans ses formes atypiques, le pityriasis rosé de Gibert se confond absolument avec le pityriasis rosé et marginé de Vidal. D'ailleurs, d'après Besnier, il n'y aurait pas alors lieu de séparer les deux dermatoses. La roséole syphilitique est moins squameuse, plus papuleuse que le pityriasis rosé, elle s'accompagne d'adénopathie, et souvent d'autres lésions spécifiques. L'eczéma séborrhéique est plus tenace, il récidive souvent, ses lésions sont plus graisseuses et plus infiltrées.

Le psoriasis est plus squameux et d'une couleur nacrée.

La trichophytie cutanée présente des cercles plus réguliers et souvent vésiculeux, puis l'examen microscopique y révèle le parasite caractéristique.

Nous signalerons enfin les cercles de favus érythémateux et certains eczémas en disques qui pourraient prêter à l'erreur, si l'on ne pratiquait pas un examen attentif des malades.

TRAITEMENT. — Le traitement général consiste à modifier l'état de l'estomac s'il y a lieu.

Le traitement local se borne à l'administration de bains alcalins ou d'amidon.

On doit absolument éviter toute médication intempestive dans le pityriasis rosé de Gilbert, car l'éruption est très irritable. Dans les cas rebelles seulement, on prescrira l'onguent de zinc salicyté et additionné de 1 à 2 $^0/_0$ de soufre.

IV. PITYRIASIS RUBRA-PILAIRE
OU FOLLICULAIRE

C'est une affection voisine mais distincte du psoriaris qui a été décrite pour la première fois par Devergie (1855) et dont l'étude a été reprise complètement par Richaud et E. Besnier (¹).

(¹) RICHAUD. — *Étude sur le Pityriasis pilaris*. — Thèse de Paris, 1877.

SYMPTÔMES. — L'affection typique comprend trois éléments principaux ([1]) :

1° *Aspérités folliculaires*, en forme de petits cônes cornés, d'aspect et de dimensions variables et dont le sommet sec et squameux donne le plus souvent issue à un poil cassé ou non. Ces cônes sont isolés ou forment, par confluence, des placards d'aspect granité squameux et ressemblant à ceux du psoriaris. Ils siègent principalement à la face antéro-externe des membres, sur le dos des mains et des phalanges, aux sommets et aux plis des grandes articulations.

2° *Exfoliation*. — C'est une desquamation pityriasique intimement liée au trouble de kératinisation précédent ; elle peut être discrète et constituée par de petites squames espacées, ou abondante formant alors, particulièrement au sommet des grandes articulations, comme un enduit plâtreux plus ou moins épais. Aux faces palmaire et plantaire des extrémités, le type pytiriasique est remplacé par une exfoliation lamellaire.

3° *Rougeur. Exagération des plis de surface de la peau*. — D'abord, on ne trouve qu'une

---

([1]) E. BESNIER. — *Observations cliniques pour servir à l'histoire du Pityriasis rubra-pilaire*. — Annales de Dermatologie, 1889.

rougeur circumpilaire, puis cette rougeur s'étend à des surfaces plus larges et plus tard elle s'accompagne d'infiltration et d'exagération des plis cutanés.

La face est souvent envahie dès le début et présente alors une coloration rouge avec de petites squames séborrhéiques.

Les ongles sont atteints chez presque tous les malades, mais avec une intensité variable. L'ongle est strié de sillons transverses, recouvert de saillies longitudinales simples ou ponctuées, il perd sa transparence enfin dans sa partie inférieure, il s'épaissit et prend l'aspect du tissu moelle de jonc. Chez bon nombre de sujets, ces altérations inguéales donnent lieu à des douleurs souvent assez vives et à une hyperthésie notable au contact des objets extérieurs.

Les sensations subjectives sont peu marquées dans le pityriasis rubra-pilaire, sauf au moment des poussées où l'on observe du prurit, mais d'ordinaire modéré. On a aussi noté à cette période une sensibilité particulière au froid.

L'état général reste bon et toutes les fonctions s'accomplissent régulièrement pendant tout le cours de la maladie. On trouve cependant, dans certains cas, une diminution du tissu adipeux pendant les poussées, diminution qui d'ailleurs disparaît dans l'intervalle des crises.

MARCHE. — L'affection débute par la desquamation et la production des cônes cornés ; ces éléments peuvent en deux ou trois mois s'étendre à la presque totalité du corps. La marche est lente et chronique, elle se compte par années et se caractérise par des poussées de durée variable entre lesquelles les périodes de guérison peuvent être fort longues.

ANATOMIE PATHOLOGIQUE. — Les cônes cornés sont dus à la kératinisation exagérée de l'infundibulum pilaire. Les lésions du derme, toujours secondaires à celles de l'épiderme, consistent en une infiltration superficielle et modérée avec congestion du réseau papillaire sanguin.

ÉTIOLOGIE. PATHOGÉNIE. — Le pityriasis rubrapilaire survient à tous les âges, mais plus souvent dans la jeunesse et chez l'homme. Il n'est pas rare de noter dans les antécédents des malades le lymphatisme, le rhumatisme et le nervosisme. L'apparition de la maladie se fait sans cause apparente ou à la suite d'un fait banal : refroidissement, émotion, excès, etc.

Nous ignorons encore complètement la nature

du pityriasis rubra-pilaire, on sait seulement que cette affection est une déviation trophique du système épidermique et qu'elle se rapproche beaucoup du psoriasis.

On peut donc supposer que la maladie est due à une perturbation des centres nerveux épidermotrophiques ou à une lésion des terminaisons nerveuses intra-épidermiques.

Quant à l'intervention directe d'un parasite, « cette supposition est ici aussi vaine qu'elle le peut être dans le psoriasis, par exemple, rien n'autorise à lui accorder créance dans l'état actuel de nos connaissances ».

DIAGNOSTIC. — C'est avec le psoriasis que l'on confond le plus souvent le pityriasis rubra-pilaire. On s'appuiera, pour établir le diagnostic entre ces deux dermatoses, sur la prédominance des lésions aux régions pilaires dans le pityriasis et sur l'existence, dans ce cas, des cônes cornés isolés autour des plaques psoriasiformes.

On notera aussi que, dans le psoriasis, la face est intacte et que le cuir chevelu présente des placards qui ne ressemblent pas à l'encroûtement pityriasique.

Le pityriasis rubra n'a pas la marche du pityriasis rubra-pilaire ; il n'en présente ni la desquamation sèche et blanche, ni les lésions folliculaires et unguéales.

Le lichen ruber, l'ichthyose, les xérodermies pilaires ont des caractères spéciaux pour lesquels nous renvoyons aux chapitres où ces affections sont décrites. Nous ferons seulement remarquer que la maladie étudiée par les Américains sous le nom de lichen ruber acuminé n'est autre que le pityriasis rubrapilaire.

PRONOSTIC. — Il doit être réservé en raison des poussées intenses et des récidives fréquentes de l'affection mais la vie des malades n'est jamais menacée.

TRAITEMENT. — La médication interne est sans effet, on se contentera de prescrire une hygiène convenable et, dans quelques cas, l'arsenic ou l'huile de foie de morue. Le traitement local ne diffère pas sensiblement de celui du psoriasis; s'il ne guérit pas les malades, il arrive du moins à les blanchir plus ou moins rapidement. Les bains, les onctions grasses et huileuses si la maladie est étendue, les frictions à l'huile de cade, avec les pommades à l'acide pyrogallique, au naphtol, les applications d'emplâtre de Vigo ou d'emplâtre rouge si l'affection est localisée, forment donc les principaux agents thérapeutiques à mettre en œuvre contre le pityriasis rubra-pilaire.

V. PITYRIASIS RUBRA

ÉRYTHRODERMIES EXFOLIANTES DE BESNIER

On appelle Pityriasis rubra (Hébra, Devergie) un groupe dermatologique comprenant des faits de nature variable et dont le caractère commun est de se caractériser objectivement par une rougeur intense généralisée du derme avec desquamation abondante de l'épiderme. C'est à ce groupe que Besnier a donné le nom d'*érythrodermies exfoliantes*. Il faut en distinguer nettement trois dermatoses voisines au point de vue objectif, mais qui sont bien individualisées : le pityriasis rubra-pilaire, la lymphodermie pernicieuse, les érythèmes scarlatiniformes d'origine artificielle médicamenteuse.

Les érythrodermies exfoliantes sont secondaires ou primitives.

I. Érythrodermies exfoliantes secondaires

Ce sont toutes les dermites généralisées rouges et exfoliantes survenant à la période terminale du psoriasis, du pityriasis rubra-pilaire, de l'eczéma, du lichen, du pemphigus et persistant jusqu'à la mort par cachexie ultime. Elles correspondent aux herpétides malignes exfoliatrices de Bazin.

Le pityriasis rubra est-il venu, dans ces cas, se surajouter à la dermatose préexistante, ou cette dermatose s'est-elle généralisée et transformée en pityriasis rubra ? Il est difficile de répondre définitivement à cette question, quoique la seconde hypothèse ne paraisse guère acceptable. En effet « les espèces morbides réelles ne peuvent pas plus dégénérer ou se transformer, au sens exact des mots, que les espèces natu relles ».

Ces érythrodermies surviennent surtout chez les sujets âgés, atteints d'une altération quelconque de la nutrition et parvenus à une période déjà avancée de l'une des dermatoses que nous avons énumérées. Elles s'établissent d'une façon progressive et, sans rétrocéder, gagnent la totalité des téguments sauf parfois la face, la paume des mains et la plante des pieds. La peau est rouge vif, recouverte de squames petites ou larges, irrégulières, minces, transparentes et qui se reproduisent incessamment. En même temps, les malades maigrissent, sont pris de diarrhées incoercibles et finissent par succomber dans le marasme.

Il faut rapprocher de ce groupe les poussées érythrodermiques éphémères qui peuvent se produire au cours d'une des affections précédemment citées, à la suite d'une médication trop active, mais elles diffèrent essentiellement des premières au point de vue pronostic, car elles cessent peu après la disparition de l'irritation causale. Quelquefois cependant, elles peuvent se prolonger plusieurs semaines.

Le diagnostic des érythrodermies exfoliantes secondaires se fera surtout par les commémoratifs, par la marche et par l'acheminement graduel vers un état général grave. Le traitement se confond avec celui que nous indiquerons pour la dermatite exfoliative proprement dite.

II. Érythrodermies exfoliantes primitives

Ce groupe encore complexe renferme plusieurs variétés distinctes qui sont (¹) :

1º L'érythème scarlatiniforme desquamatif ou dermatite exfoliative aiguë bénigne que nous décrirons plus loin.

2º La dermatite exfoliative généralisée proprement dite.

3º Le pityriasis rubra de Hébra.

(¹) BROCQ.— *Congrès international de Dermatologie,* 1889.

1° Dermatite exfoliative généralisée proprement dite

C'est une maladie généralisée, de nature tout à fait inconnue. Elle débute par des taches rouges, qui, en quelques jours, envahissent la totalité des téguments et parfois même les muqueuses. La peau est rouge, infiltrée et recouverte de squames d'abord fines puis plus étendues (deux à trois centimètres) qui prennent parfois la disposition imbriquée.

Les poils tombent, les ongles sont altérés, les plis articulaires suintent et quelquefois on voit survenir des bulles, des pustules, des furoncles, des phlegmons, des escarres.

La maladie est très prurigineuse et s'accompagne de fièvre à type rémittent surtout au début et à la période d'état.

L'évolution est subaiguë et la terminaison se fait en quatre à six mois par guérison, mais la cachexie ou des complications surtout pulmonaires peuvent entraîner la mort dans quelques cas. Brocq distingue, à côté de ce type, une dermatite exfoliative généralisée chronique dont l'évolution dure plusieurs années et qui guérit ordinairement.

DIAGNOSTIC. — Souvent difficile, il se pose avec l'érythème scarlatiniforme desquamatif, avec les érythrodermies exfoliantes secondaires, avec le pityriasis rubra. Nous renvoyons, pour les caractères différentiels de ces dermatoses, à chacun des articles qui en traitent.

Traitement général.—Il faut soutenir les forces des malades par un régime approprié : toniques, huile de foie de morue, fer, quinquina, etc., on prescrira les diurétiques et particulièrement le lait. L'ergotine et la quinine ont semblé donner des résultats favorables. Enfin, on traitera les complications qui peuvent se présenter.

Traitement local. — Les bains prolongés, le liniment oléo-calcaire, l'axonge, le glycérolé d'amidon suivis d'enveloppements ouatés, et les pommades à l'oxyde de zinc, ou à l'acide phénique et à l'acide salicylique $\left(\frac{1}{60} \text{ à } \frac{1}{40}\right)$ si le prurit est intense, sont les meilleurs procédés thérapeutiques.

2° Pityriasis rubra de Hébra

Cette affection, connue depuis Hébra, commence par des plaques rouges qui se généralisent complètement en quelques mois. Définitivement constituée, elle se caractérise par la rougeur foncée de la peau et par une desquamation continue en écailles fines ou plus étendues mais de dimensions inférieures à celles de la dermatite exfoliative. Les poils tombent, les ongles s'altèrent, puis, des ulcérations, des escarres se produisent dans bon nombre de cas. Les sensations subjectives sont généralement peu marquées, cependant le prurit acquiert parfois une certaine intensité. La marche est lente mais progressive et sans rémissions ; le malade arrive, après plusieurs années ordinairement, à la terminaison fatale dans la cachexie ou par suite d'une complication. Brocq a vu un cas de pityriasis rubra se terminant par la guérison au bout de six ou sept mois ; il y aurait peut-être lieu, si des faits de ce genre se retrouvent, de créer une variété de pityriasis rubra subaigu bénin.

Enfin, on a observé des cas incomplètement généralisés, à marche lente et dans lesquels l'état général restait bon ; ce serait le pityriasis rubra chronique bénin. Ce type, dont les caractères sont intermédiaires au lichen, au psoriasis et au pityriasis rubra, ne peut d'ailleurs être admis actuellement d'une façon définitive.

TRAITEMENT. — Il ne s'écarte pas sensiblement de celui de la dermatite exfoliative ; nous signalerons seulement l'arsenic qui aurait donné des résultats favorables dans le pityriasis rubra, tandis qu'il est inutile dans la dermatite exfoliative proprement dite.

IV

TROUBLES FONCTIONNELS
DES GLANDES SUDORIPARES

Les troubles fonctionnels des glandes sudoripares sont d'ordre variable. Tantôt la fonction des glandes est exagérée : hyperidrose, tantôt elle est insuffisante : anidrose ; dans d'autres cas, le produit de secrétion subit des altérations portant sur la couleur, l'odeur, la composition chimique : bromidrose, chromidrose, uridrose.

On peut dire, d'une manière générale, qu'au point de vue pathogénique les troubles fonctionnels des glandes sudoripares sont relevables d'actions vasculaires et nerveuses, car les facteurs qui président à la sécrétion physiologique de la sueur sont, d'une part , l'influence de la circulation et, d'autre part, l'action du système nerveux se faisant sentir tant sur la vascularisation des téguments que sur les glandes en elles-mêmes.

I. ANIDROSE

Ce n'est qu'un symptôme qui apparaît au cours de diverses affections cutanées : eczéma, psoriasis, prurigo de Hébra, ichthyose, xérodermie, ou de certains états généraux : diabète, tuberculose, cancer, troubles nerveux.

TRAITEMENT. — Il consiste à combattre l'affection dont l'anidrose n'est qu'un symptôme ; on pourra faire usage des sudorifiques : pilocarpine, bains de vapeur, massages et frictions.

II. HYPERIDROSE

ÉTIOLOGIE. — Elle peut être symptômatique ou idiopathique : Les hyperidroses symptômatiques se montrent dans les fièvres, la suette, la tuberculose, les affections des centres encéphaliques ou médullaires.

L'hyperidrose idiopathique, la seule qui nous intéresse, s'observe surtout chez les arthritiques et chez les nerveux. Elle apparaît souvent à la suite d'un travail violent ou d'une émotion vive.

SYMPTÔMES. 1° *Hyperidroses généralisées.* —

Le malade éprouve une sensation de prurit et
l'on voit la sueur perler en gouttelettes à l'orifice
des glandes sudoripares.

Il y a toujours prédominance de la secrétion
au front, aux aisselles, aux pieds, aux organes
génitaux.

Parfois on note le développement de sudamina
et, chez certains sujets prédisposés, le manque
de soins appropriés peut amener de l'intertrigo.

2° *Hyperidroses localisées ou éphidroses.* —
Elles sont fréquentes et constituent une véritable
infirmité lorsqu'elles sont intenses. Elles siègent
au cuir chevelu et surtout aux aisselles, à la
paume des mains et à la plante des pieds. Cette
dernière variété d'éphidrose, très commune, est
particulièrement pénible car la **région** étant,
d'une façon presque continue, enveloppée par les
bas et les chaussures, l'épiderme se soulève
en ampoules, le derme se congestionne et les
malades exhalent une odeur extrêmement fétide.

Traitement. — Il faut toujours traiter les hyperidroses, sauf dans le cas d'insuffisance rénale
manifeste.

1° Traitement interne. — Il consiste à combattre l'arthritisme et le nervosisme s'il y a lieu,
à favoriser la diurèse et à éviter la constipation.
Contre l'hyperidrose en elle-même, on emploiera

l'atropine $\left(\frac{1}{2} \text{ à } 1 \text{ milligramme}\right)$, la belladone, le tanin, l'agaric, le phosphate de chaux, l'ergot de seigle.

2° TRAITEMENT EXTERNE. — Dans l'hyperidrose généralisée, on prescrira des frictions sèches ou avec un liquide alcoolique : eau de Cologne, esprit de lavande, solution tannique, ou encore on emploiera les poudres inertes additionnées d'acide salicylique.

Dans les éphidroses, on recommandera aux malades la plus grande propreté, puis, on fera lotions biquotidiennes avec un liquide astringent : décoction de feuilles de noyer, solution d'alun.

Dans l'intervalle des lotions, on usera de l'acide salicylique, soit sous forme de poudres : amidon, talc, etc., additionnés d'acide salicylique (1-10 $^0/_0$), soit en pommades (2-10 $^0/_0$), soit en solution alcoolique. Le permanganate de potasse est aussi très efficace surtout dans les cas qui s'accompagnent de bromidrose, on l'emploie en badigeonnages $\left(\frac{1}{5oo}\right)$ ou en poudres :

Talc.	40 grammes	
Sous-nitrate de bismuth . .	55	//
Permanganate de potasse . .	13	//
Salicylate de soude	2	//

Kaposi préconise le naphtol en solution alcoolique (1 $^0/_0$) ou en poudre (2 $^0/_0$).

Le perchlorure de fer, l'acide tartrique, l'acide
borique, le sublimé, l'alun, le borax, ont aussi,
dans certains cas, donné des résultats satisfai-
sants.

III. BROMIDROSE

L'odeur nauséabonde de la sueur ou bromidrose peut accompagner les hyperidroses généralisées chez les nerveux. Elle s'observe surtout
dans les éphidroses axillaire et plantaire.

La malpropreté, qui favorise la décomposition
de la sueur par suite du développement de
germes microbiens, joue certainement un rôle
dans la production de la bromidrose. Ajoutons
que certains auteurs ont incriminé, au point de
vue étiologique, l'anémie et les dyspepsies.

Le traitement se confond avec celui des éphidroses.

IV. CHROMIDROSE

C'est la coloration anormale de la sueur en
bleu ou en rouge : cyanidrose, hématidrose. La
chromidrose, qui est sous la dépendance d'une
action nerveuse, se montre surtout chez les
hystériques, aussi son histoire appartient-elle à
la neuro-pathologie.

Chez certains sujets non hystériques, on observe assez souvent une autre variété de chromidrose sous forme de sueurs rouges localisées aux aisselles et coïncidant avec l'hyperidrose de la région. Il est alors de règle de trouver les poils colorés en rouge plus ou moins foncé et recouverts de petites granulations de même teinte qui leur donnent l'apparence d'un poil chargé de lentes. Babes, Barthélemy, Balzer, Pick ont montré que ces nodosités sont, en grande partie, formées par des agglomérations de bacilles et de cocci, l'affection semble donc être de nature parasitaire, mais l'étude de ces microorganismes est encore fort incomplète.

Le diagnostic de la chromidrose des aisselles est simple, nous signalerons seulement ici la confusion possible avec les colorations ou plutôt les décolorations que produit la sueur sur les vêtements teints par les procédés modernes.

Quant au traitement, il est surtout antiparasitaire. Les lotions au sublimé, les applications de pommades à la résorcine, les bains alcalins, l'ablation des poils aux ciseaux ou au rasoir, sont les principaux moyens d'action en semblable circonstance.

V. URIDROSE

Dans quelques cas rares d'insuffisance rénale et à la période ultime, l'urée peut apparaître à la surface cutanée (givre d'urée).

Éruptions qui se rattachent aux troubles fonctionnels des glandes sudoripares.

I. SUDAMINA. MILIAIRES

Symptômes. — Les sudamina sont de petites vésicules fines et transparentes qui naissent à la suite de sueurs abondantes. Leur rupture est rapide et donne lieu à une légère desquamation.

Quand elles sont confluentes, elles peuvent simuler des bulles plus ou moins étendues.

Les *miliaires* sont constituées par des sudamina entourés d'une auréole rosée. La confluence de ces lésions donne à l'éruption l'aspect de plaques érythémateuses sur lesquelles se voient de très légères papules surmontées d'une vésicule transparente. Les miliaires s'accom-

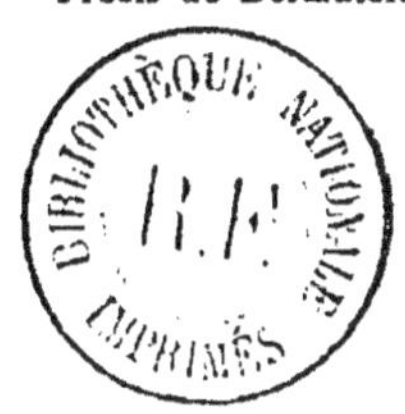

pagnent ordinairement de prurit, elles siègent sur le tronc et les membres et durent quelques jours seulement.

Étiologie. Pathogénie. — Miliaires et sudamina apparaissent à la suite de sueurs abondantes. Les sudamina sont fréquents dans les maladies aiguës fébriles : fièvre typhoïde, tuberculose, etc. Ces éruptions sont l'un des symptômes de la suette miliaire décrite dans les ouvrages de pathologie commune.

Les vésicules se forment par rétention de la sueur à l'orifice des glandes sudoripares bouchées par l'épiderme.

Diagnostic. — On ne confondra pas les miliaires avec l'eczéma dont la marche est différente, qui présente un suintement très net et qui ne débute pas à la suite de sueurs abondantes.

Le lichen tropicus, des pays chauds, n'est qu'une variété de miliaire à petites papules acuminées.

Traitement. — Dans la majorité des cas, on se contentera de prescrire les mesures hygiéniques destinées à prévenir les sueurs abondantes.

Localement les lotions tièdes et émollientes, les bains d'amidon et les poudres inertes (amidon, talc, etc.), suffisent contre les sudamina et les miliaires.

II. DYSIDROSE

Symptômes. — Décrite pour la première fois
sous le nom de dysidrose par Tilbury Fox,
puis par Hutchinson sous celui de cheiro-pom-
pholix, cette affection est caractérisée par de
petites vésicules (tête d'épingle, lentille), transparentes, enchâssées dans le derme et fort justement comparées à des grains de sagou.

Au bout de quelques jours, le liquide se ré-
sorbe et la vésicule disparaît en laissant une
légère exfoliation épidermique au-dessus d'une
surface rouge non suintante.

Des sensations plus ou moins vives de prurit
et de cuisson précèdent d'ordinaire l'éruption ou
l'accompagnent.

La dysidrose est habituellement localisée
aux doigts, aux mains ou aux pieds ; elle peut se
borner à quelques petites vésicules isolées aux
espaces interdigitaux, c'est la forme discrète
et commune. D'autres fois, les vésicules par
confluence forment de véritables soulèvements
bulleux qui gagnent la paume des mains et,
quelquefois même, les avant-bras et les bras. On
a enfin signalé des cas de dysidrose de la face.

Sa durée est de dix à quinze jours mais les récidives sont fréquentes.

Étiologie. Pathogénie. — La dysidrose se montre surtout au printemps et pendant l'été chez les personnes exposées à des températures excessives. Les individus débilités et nerveux qui transpirent beaucoup y sont manifestement plus sujets que d'autres.

D'après Tilbury Fox, l'éruption est due à la rétention de la sueur. Il faut ajouter que, pour cet auteur, la dysidrose apparaît surtout dans les cas où il existe un manque de rapport proportionnel entre les organes d'excrétion de la sueur et la sécrétion de ce liquide exagérée à un moment donné.

Cette théorie, toute séduisante qu'elle est, n'a pas encore reçu de preuve définitive.

D'autres dermatologistes et, en particulier, Hutchinson et Robinson, contestent l'origine sudorale de la dysidrose. Pour eux, l'affection serait d'origine nerveuse ; les vésicules seraient dues à l'issue des liquides hors des vaisseaux papillaires et à la collection de ces liquides dans les couches épidermiques.

Diagnostic. — La dysidrose ne doit pas être confondue avec l'eczéma. Le début et la marche plus rapides, l'absence de suintement et de croûtes dans le premier cas, suffisent pour assurer ce diagnostic.

Les localisations interdigitales pourraient en imposer pour de la gale, mais il existe alors des sillons et les lésions sont beaucoup plus superficielles. Nous rappellerons, mais pour mémoire seulement, l'erreur possible dans les cas d'herpès et de sudamina.

Traitement. — Il faut traiter, s'il y a lieu, l'état général du malade suivant les indications. Contre l'éruption en elle-même, on se contentera de prescrire le repos afin d'éviter les sueurs abondantes.

Le *traitement local* consistera en bains émollients (son, amidon), en bains alcalins, puis dans l'emploi de la pommade de zinc ou des poudres inertes.

Si les vésicules sont confluentes et tendues, on peut les percer avec une aiguille flambée et panser avec des couches de ouate imbibée de liniment oléo-calcaire boriqué ou salicylé.

V

AFFECTIONS DES GLANDES SÉBACÉES

—

I. ACNÉ

Les dermatologistes définissent l'acné toute affection due à des troubles des glandes sébacées ou des follicules pilo-sébacés.

Nous ferons remarquer que l'appareil pilo-sébacé n'est cependant atteint que secondairement dans la plupart des acnés; il est même certains cas dans lesquels il n'est nullement intéressé (folliculites pilaires).

Nous étudierons ici :

1º L'acné inflammatoire ;

2° L'acné rosée ou couperose dans laquelle rentre l'acné hypertrophique ;

3° L'acné atrophique ou nécrotique ;

4° L'acné chéloïdienne ;

5° L'acné ponctuée ou camédon ;

6° L'acné miliaire ;

7° L'acné cornée.

Quant à l'acné décalvante, à l'acné sébacée partielle de Laillier, et à l'acné varioliforme de Bazin ou *molluscum contagiosum*, nous renvoyons aux articles : folliculites, séborrhée et molluscum contagiosum.

I. ACNÉ INFLAMMATOIRE

(ACNÉ DISSÉMINÉE, SIMPLE, BOUTONNEUSE)

SYMPTÔMES. — L'acné inflammatoire apparaît surtout au visage et aux régions antéro et postéro-supérieures du thorax. Elle est caractérisée par de petites élevures coniques, rouges, au centre desquelles se montre rapidement un petit point jaune blanchâtre dû au soulèvement de l'épiderme par du pus. La rupture ne tarde pas à se produire et la papulo-pustule disparaît en laissant une coloration rouge plus ou moins foncée et de durée variable (acné juvénile). Quelquefois les éléments d'acné sont très saillants et renferment une assez grande quantité de pus (acné pustuleuse). Il peut même y avoir propagation des phénomènes inflammatoires et formation d'un petit abcès intra ou sous-dermique (acné phlegmoneuse). D'autres fois, les pustules d'acné s'indurent à leur base (acné indurée, acné tuberculeuse), dans ce cas, comme dans celui d'acné pustuleuse, il est de règle d'observer après la guérison des cicatrices blanches et irrégulières. Le plus souvent, ces diverses variétés d'acné inflammatoire coexistent chez le même sujet ; d'autres formes acnéiques telles que les comédons, l'acné rosée, etc., s'y ajoutent même fréquemment, de sorte que l'éruption est d'ordinaire très polymorphe.

ANATOMIE PATHOLOGIQUE. — Les recherches de Biesiadecki, Cornil, Leloir et Vidal, Balzer, Darier, C. Bœck et Neisser, démontrent que les altérations anatomiques de l'acné ne sont que des lésions inflammatoires banales. Elles débutent et siègent, soit dans le canal pilaire, soit dans le *périfollicule* dermique ou épidermique. Contrairement à ce que l'on pourrait penser tout d'abord, la glande sébacée en elle-même reste intacte, sauf dans les cas d'acné pustuleuse

et phlegmoneuse où elle est atteinte secondairement.

NATURE. ÉTIOLOGIE. — L'acné est due à l'irritation du périfollicule, mais les agents provoca-
teurs de cette irritation sont très variables.
Tantôt ce sont des substances venant du dehors
et agissant directement sur la peau (huile de
cade), tantôt ce sont des irritants d'origine
interne (substances toxiques ingérées ou éla-
borées dans l'organisme par suite d'une altération fonctionnelle quelconque). Ces poisons en
s'éliminant par l'épiderme abondent dans le
système vasculaire péri-glandulaire et peuvent
suffire à déterminer l'inflammation du périfollicule. Il est cependant plus juste de penser
qu'ils préparent seulement le terrain et le
rendent favorable au développement de germes
pathogènes extrinsèques et de nature d'ailleurs
banale : *staphylococcus aureus, albus,* etc. (Barthélemy, *Congrès de Paris,* 1889).

Mais si l'élément parasitaire joue un rôle dans
la production de l'acné, son action reste subordonnée à l'irritabilité individuelle des téguments et aussi à ces diverses conditions patholo-
giques dont nous avons énuméré les principales.

Au point de vue étiologique, les acnés peuvent
se diviser en deux groupes.

D'abord, les acnés artificielles, se reliant à l'usage de l'huile de cade, de la poix, du goudron. Puis, les acnés dites de cause interne qui comprennent les acnés consécutives à l'ingestion de l'iodure ou du bromure de potassium et celles qui apparaissent au cours d'états diathésiques et de troubles viscéraux. Ces dernières sont d'une extrême fréquence, elles surviennent chez les strumeux, chez les arthritiques, à la suite de la dyspepsie, des troubles digestifs de quelque ordre qu'ils soient et des troubles des organes génito-urinaires : congestions, excès, affections uréthro-prostatiques ou de l'utérus et de ses annexes.

Diagnostic. — L'acné inflammatoire est facile à reconnaître ; quelquefois cependant on pourrait la confondre à la face avec la variole, il suffit d'être prévenu de la possibilité de cette erreur pour l'éviter.

Les syphilides papulo-pustuleuses s'en distinguent par leur marche plus lente, leur induration plus marquée, leur siège moins superficiel et la coexistence d'autres signes de syphilis.

Traitement. 1º Traitement général. — Il acquiert dans l'acné une importance très grande, et varie suivant les cas.

Aux lymphatiques, on prescrira l'huile de

foie de morue, les eaux chlorurées sodiques ou sulfurées : Kreuznach, Salins, Uriage, Barèges, Cauterets, Luchon.

Aux anémiques, on donnera les ferrugineux et l'arsenic, les eaux de Renlaigue, Forges, Orezza, La Bourboule.

Les arthritiques seront traités par les alcalins, les eaux de Royat, Vals, Vichy, Pougues.

Il est absolument nécessaire dans tous les cas de s'enquérir avec soin de l'état du tube digestif et de combattre, s'il y a lieu, la dyspepsie et la constipation. Les antiseptiques intestinaux : naphtol, bétol ; salol, les laxatifs : pilules d'aloès, de podophylle, la magnésie, la rhubarbe, les eaux minérales purgatives, devront être employés suivant les circonstances. On recommandera aussi aux malades un régime alimentaire non excitant, ils devront s'abstenir d'alcool, de thé, de café, de vin pur, ils auront soin de supprimer de leur alimentation, le gibier faisandé, les viandes salées, la charcuterie, les poissons, les crustacés, les fromages fermentés, qui, dans certains cas, suffisent à provoquer des poussées acnéiques.

On examinera avec attention les organes génito-urinaires afin de traiter par des procédés appropriés les altérations de ces organes. Enfin, on supprimera l'administration de tout médicament nuisible comme l'iodure ou le bromure de potassium.

Diverses substances ont été préconisées contre l'acné, mais leur action est très incertaine ; nous citerons seulement ici : le soufre, le chlorure de sodium, le mercure, l'ergotine, l'ichthyol, l'arsenic.

2° TRAITEMENT LOCAL. — Dans les cas légers, on prescrira aux malades des lotions chaudes biquotidiennes suivies de badigeonnages avec un mélange d'eau tiède et d'eau de Cologne ou d'alcool salolé, boriqué, camphré.

On peut aussi employer le sublimé à $\frac{1}{1\,000}$ et, si les malades n'en sont pas incommodés, les savons de toilette au soufre, à l'ichthyol, au naphtol.

Dans les acnés plus intenses, le traitement précédent n'est plus suffisant, on s'adressera alors au soufre, au savon ou à l'ichthyol.

Le *soufre* est un des agents les plus efficaces contre l'acné ; il peut être mis en usage sous forme de savons, de lotions, de poudres ou de pommades.

Les savons seront employés comme nous l'indiquerons pour le savon noir.

Les lotions seront étalées le soir avec un pinceau sur les parties malades, puis on laissera sécher et on conservera la couche de soufre pendant toute la nuit. Le lendemain matin, on enlèvera l'induit soufré par un savonnage à l'eau tiède et, pendant la journée, on appliquera la pommade à l'oxyde de zinc. Voici une formule de lotion soufrée.

Soufre précipité.	10 grammes
Alcool camphré.	30 //
Eau de rose	
Eau distillée	àà 100 //

Dans les cas d'acné généralisée, on ordonnera les bains sulfureux, les eaux de Barèges, de Luchon, de Cauterets.

Les pommades au $\frac{1}{10}$ sont une des meilleures préparations soufrées ; on les additionne avec avantage d'oxyde de zinc à parties égales, d'acide salicylique au $\frac{1}{50}$, de naphtol au $\frac{1}{10}$.

Le *savon noir* est le topique le plus actif contre l'acné ; mais il a l'inconvénient d'être irritant.

Le meilleur procédé consiste à faire le soir un savonnage sur les régions malades, puis à laisser sécher la mousse jusqu'au lendemain. On enlève alors à l'eau tiède, puis on applique de la poudre d'amidon ou la pommade à l'oxyde de zinc.

On peut aussi se servir de pommades de vaseline avec 25-50 °/₀ de savon noir et additionnées de soufre, d'acide salicylique ou de naphtol.

L'*ichthyol* dans l'acné peut être employé sous forme de savons ou de badigeonnages avec une solution de titre variable.

Ichthyol	5 à 5o grammes
Alcool à 90° . . . . . ⎫	
Éther . . . . ⎭	ãã 5o //

Il est bien supporté en général, mais son action est de beaucoup moindre que celle du soufre et du savon.

Les *mercuriaux* sont souvent employés dans le traitement de l'acné et peuvent donner de bons résultats, mais seulement dans les cas bénins. On fera usage, suivant les cas, des lotions de sublimé $\left(\frac{1}{1\,000} \text{ à } \frac{1}{100}\right)$, des pommades au protoïodure ou au biiodure de mercure à la dose de 10 à 40 centigrammes pour 40 grammes d'excipient, et aussi de l'emplâtre de Vigo. Ce dernier topique est actif, mais produit souvent une vive irritation de la peau.

Nous citerons seulement ici d'autres topiques employés quelquefois dans l'acné, mais dont la valeur est de beaucoup inférieure aux précédents : chlorhydrate d'ammoniaque, naphtol, résorcine, acide phénique, acide salicylique, etc.

TRAITEMENT CHIRURGICAL. — Il consiste dans la cautérisation des pustules avec la pointe fine du thermo-cautère, ou du galvano-cautère, ou encore avec l'aiguille électrolytique. Ces procédés sont bons mais seulement applicables aux acnés rebelles et peu étendues.

Enfin Vidal a préconisé, dans les cas intenses et s'accompagnant d'induration, les scarifications linéaires.

On n'oubliera pas, au début du traitement d'ouvrir les pustules trop volumineuses et d'inciser les abcès s'il y a lieu.

Dans le traitement de l'acné, il faut suivre les malades avec soin afin d'éviter l'irritation par les topiques actifs. Si l'éruption est enflammée au début ou consécutivement à l'emploi d'une des substances citées plus haut, on prescrira immédiatement les lotions émollientes, les pommades de zinc, le cold-cream, l'axonge, les cataplasmes de fécule, jusqu'à ce que l'irritation soit calmée.

Il est même utile dans le traitement par les substances actives comme le soufre et le savon, de tâter la susceptibilité des malades par des

doses progressivement croissantes, et d'en sus-
prendre de temps en temps l'application pendant
quelques jours.

II. ACNÉ ROSÉE ET HYPERTROPHIQUE

SYMPTÔMES. — L'acné rosée ou couperose
comprend une série d'éléments : érythème, télangiectasies, papulo-pustules, érythème sébacé et
profond, hypertrophie, qui se succèdent et
représentent comme des phases successives de
l'affection. Il faut remarquer toutefois que l'acné
rosée ne parcourt pas nécessairement toutes ces
phases, et qu'elle peut s'arrêter à l'une d'elles.

L'acné rosée se développe surtout sur le nez,
les pommettes, le front, le menton. Au début,
elle est constituée par des taches érythémateuses superficielles. De petites dilatations vasculaires ou télangiectasies ne tardent pas à se
montrer sur ces taches ; d'abord discrètes, elles
s'anastomosent ensuite pour former de fins
réseaux de varicosités vasculaires. Telle est la
phase érythémateuse qui peut exister seule et
constituer une véritable forme d'acné.

Ordinairement, aux lésions précédentes viennent s'ajouter des éléments d'acné inflammatoire

C'est la seconde phase, celle de l'acné rosée typique.

On trouve alors, combinés en diverses proportions, l'élément acnéique, constitué par des pustules et par des papules non suppurées à bases résistantes et l'élément érythémateux formant une base rouge congestive avec de fines dilatations vasculaires. A cette période, il s'établit une sorte de cercle vicieux car, d'une part, l'acné favorise les poussées congestives, et, d'autre part, les congestions répétées du visage favorisent la production des papulo-pustules d'acné.

A mesure que l'affection progresse, on voit survenir une irritation de l'appareil sébacé avec stéatorrhée, dilatation des orifices glandulaires, hypertrophie des glandes et des tissus voisins.

Enfin ce processus hypertrophique continuant, la maladie peut arriver à une troisième forme.

Le chorion s'infiltre alors et dans des proportions telles que les régions atteintes sont souvent déformées et véritablement éléphantiasiques. Ces variétés, dans lesquelles le nez et les lèvres peuvent acquérir un volume énorme, ont été décrites sous le nom de *rhinophyma*.

ÉTIOLOGIE. PATHOGÉNIE. — L'acné rosée s'observe

dans les deux sexes, mais la forme purement érythémateuse est plus fréquente chez la femme, tandis que le rhinophyma se montre d'une manière presque exclusive chez l'homme.

Elle survient, en général, à l'âge moyen de la vie et l'hérédité, l'arthritisme, la goutte, y prédisposent d'une façon évidente.

Comme l'acné inflammatoire, elle est en relations manifestes avec les troubles digestifs et des organes génito-urinaires, en particulier avec les affections utérines. Parmi ces causes occasionnelles, il faut citer : les influences externes comme l'action du froid, du vent, de la chaleur (cochers, boulangers, forgerons, etc.), l'abus de l'alcool, les lésions chroniques des fosses nasales.

Ce qui caractérise l'acné rosée, ce sont des perturbations vasculaires très analogues aux lésions variqueuses.

Il est donc juste de penser que toutes les causes énumérées plus haut agissent dans la genèse de cette affection en troublant directement ou indirectement, par action réflexe à point de départ viscéral, l'innervation vaso-motrice de la peau du visage chez les sujets prédisposés héréditairement ou constitutionnellement.

DIAGNOSTIC. — Le lupus érythémateux est

souvent difficile à diagnostiquer d'avec la couperose. On s'appuiera surtout, dans ce cas, sur la rougeur plus vive du lupus, sur l'existence des squames adhérentes à sa surface, sur ses bords plus nets, sur la douleur provoquée par la pression, et sur l'existence des cicatrices.

Les engelures peuvent parfois prêter à l'erreur, mais elles n'ont pas la marche lente de l'acné, et sont douloureuses.

L'eczéma, dans ses formes séborrhéiques, ressemble quelquefois à l'acné au point que la séparation des deux dermatoses est extrêmement difficile. Nous renvoyons sur ce point à l'article « Eczéma séborrhéique » (p. 31). Nous signalerons seulement ici la possibilité de confusion avec le psoriasis et la Kératose pilaire.

Enfin, chez certains malades, les syphilides tuberculeuses de la face sont d'un diagnostic si difficile, que l'épreuve thérapeutique seule peut juger la question.

Pronostic. — L'acné rosée s'arrête et rétrocède souvent sous l'influence d'un traitement approprié, mais il est des cas rebelles à toute médication, aussi le pronostic doit-il être réservé.

Traitement. — 1° Traitement général. Il est tout aussi important que dans le cas d'acné in—

flammatoire. Les mêmes règles thérapeutiques
sont d'ailleurs applicables ; aussi renvoyons-nous
au chapitre précédent.

Nous insisterons seulement sur la nécessité
d'éviter toute espèce de congestion de la face, en
s'opposant avec soin à la constipation, au refroidissement des extrémités, aux travaux prolongés
à la lumière du gaz, etc.

Les médicaments vaso-constricteurs comme le
perchlorure de fer, l'ergotine, le tanin, l'harma-
melis de Virginie semblent d'un utile emploi
dans l'acné rosée, ils ne donnent cependant de
résultats favorables, que s'ils sont mis en œuvre
avec d'autres substances.

2° TRAITEMENT LOCAL. — Il comprend tous les
agents thérapeutiques signalés à propos de l'acné
inflammatoire. Ceux qui réussissent le mieux
dans la couperose sont les plus actifs : savon,
soufre, ichthyol. Comme pour les autres variétés
d'acné, on doit suspendre de temps en temps ces
applications actives, afin d'éviter l'irritation, et
user des topiques émollients si l'inflammation
dépasse un certain degré.

Le meilleur traitement de l'acné rosée est
assurément le *traitement chirurgical* par les
scarifications faites avec le scarificateur de Vidal
(voir Lupus). Elles doivent être superficielles, ne

jamais dépasser le derme dans l'acné rosée ordinaire, et être serrées les unes contre les autres
de façon à représenter les hachures d'un des-
sin aussi régulièrement losangées que possible.

Après les scarifications, il suffit d'appliquer
pendant quelques instants un peu de ouate pour
arrêter l'hémorrhagie qui se produit au moment
de l'opération. Les séances auront lieu tous les
huit jours, et dans l'intervalle on pansera avec
des compresses imbibées de sublimé faible
$\left(\dfrac{1}{1\,000} \text{ à } \dfrac{1}{2\,000} \right)$.

Dans les cas plus accusés d'acné rosée, et dans
les cas hypertrophiques, les scarifications devront
être plus profondes. Il faut même parfois recourir
aux cautérisations avec le galvano-cautère ou le
thermo-cautère. C'est là un des plus énergiques
moyens d'action contre l'acné hypertrophique.

Enfin, dans les cas de rhinophyma très accen-
tués, les difformités sont parfois telles, que l'ablation chirurgicale s'impose.

III. ACNÉ ATROPHIQUE

Symptômes. — L'acné atrophique, acné varioliforme, acné frontale ou nécrotique, acné pilaire

de Bazin, acné à cicatrices déprimées, est caractérisée par de petites papules rougeâtres, surmontées d'une croûtelle jaune brun adhérente, qui laisse, après sa chute, une ulcération suivie de cicatrice profonde, blanchâtre, indébile, ressemblant aux cicatrices de la variole.

Le plus souvent l'acné atrophique se cantonne au front, aux tempes, aux parties voisines du cuir chevelu ; mais il est possible de la voir s'étendre à la barbe, aux parties antérieures et postérieures du thorax.

C'est une affection très tenace, évoluant par poussées successives, de telle sorte qu'au bout d'un certain temps, on voit, sur les régions atteintes, des éléments en pleine activité à côté d'anciennes cicatrices plus ou moins nombreuses. Il faut noter que, dans cette forme d'acné, on observe assez fréquemment de curieuses alternances des poussées acnéiques avec divers troubles gastro-intestinaux.

ÉTIOLOGIE. — L'acné atrophique est plus fréquente chez l'homme que chez la femme ; l'arthritisme y prédispose d'une façon évidente et, comme pour les autres formes d'acné, les troubles digestifs jouent un rôle important dans son apparition.

Nature. — Vidal et Leloir ont constaté histologiquement que l'acné nécrotique est une périfolliculite pilo-sébacée nécrobiotique avec destruction complète du follicule pilo-sébacé.

L'intervention d'un agent extrinsèque, microbien, explique tout naturellement la production de cette nécrobiose et l'action favorable des topiques antiseptiques est un argument sérieux en faveur de cette origine parasitaire. Il faut toutefois reconnaître que la théorie microbienne de l'acné atrophique n'est encore qu'à l'état hypothétique.

On doit aussi tenir compte, parmi les facteurs pathogéniques, des conditions individuelles, des états dyscrasiques et autres qui interviennent au même titre que dans les diverses formes d'acné. La pathogénie de l'affection est donc encore complexe et incertaine.

Traitement. — Le traitement général ne diffère pas de celui que nous avons indiqué par l'acné inflammatoire. Il en est de même du traitement local. Nous ferons seulement remarquer qu'au début, il est nécessaire de faire tomber les croûtes par les pulvérisations, les cataplasmes, les enveloppements humides. Il faut enfin savoir que, dans les cas rebelles, la cautérisation ponctuée constitue le meilleur mode thérapeutique.

[IV. ACNÉ CHÉLOÏDIENNE

SYMPTÔMES. — L'acné chéloïdienne, sycosis chéloïdien, est une variété d'acné dans laquelle les papulo-pustules péripilaires présentent à leur base une induration progressant plus ou moins vite, même après la cicatrisation des éléments acnéiques. Ces nodules indurés finissent par se réunir et par former de véritables chéloïdes surélevées avec des digitations lisses et cicatricielles.

L'acné chéloïdienne se trouve presque toujours à la nuque, mais il est possible de l'observer sur le cou et dans la région de la barbe.

L'affection est habituellement indolente, cependant Vidal a signalé, dans ces cas, des névralgies rebelles qu'il faudrait rapporter à la compression de filets nerveux par le tissu cicatriciel.

ANATOMIE PATHOLOGIQUE. NATURE. — Les travaux de Leloir et Vidal ont établi que les lésions anatomiques de l'acné chéloïdienne sont celles de la périfolliculite sébacéo-pilaire autour de laquelle les tissus périfolliculaires tendent, non pas à la suppuration, mais à la formation de tissu chéloïdien.

Quelles sont les causes qui déterminent l'apparition de cette chéloïde ? Giorgio Marcassi invoque l'action de microcoques, mais les recherches de Leloir, Vidal et Dubreuilh n'ont pas confirmé cette opinion.

Cette question est d'ailleurs encore à l'étude, et l'étiologie de l'acné chéloïdienne fort obscure ; nous savons seulement à ce sujet que les prédispositions individuelles jouent, comme pour les autres variétés d'acné, un rôle important.

TRAITEMENT. — Il faut traiter activement l'acné chéloïdienne. Dès le début, on agira par les applications de teinture d'iode, de soufre, d'ichthyol, de résorcine ; on aura aussi recours aux cautérisations avec le galvano-cautère, ou la pointe fine du thermo-cautère.

Il est nécessaire, pendant tout ce traitement, d'empêcher le frottement des vêtements (col) sur la nuque.

Quand la chéloïde est constituée, le meilleur procédé consiste dans l'emploi des scarifications quadrillées faites tous les huit jours sur les chéloïdes et suivies d'applications d'emplâtres de Vigo ou à la résorcine.

On a essayé le traitement par le curettage, l'ablation au bistouri ou à la pâte de Canquoin. Mais ces méthodes demandent à n'être mises en usage qu'avec la plus extrême prudence.

V. ACNÉ PONCTUÉE. — COMÉDON

SYMPTÔMES. — L'acné ponctuée est caractérisée par de petits points noirs isolés ou confluents qui siègent au sommet d'une légère élevure ou encore sur la peau d'apparence absolument normale (comédons). En pressant latéralement sur les comédons, on en fait sortir une matière blanchâtre qui s'énuclée sous forme d'un petit ver blanc à tête noire.

Quand le comédon devient volumineux, formant un amas enchâssé dans le derme, on lui donne le nom de tanne.

L'acné ponctuée se développe dans les mêmes régions que l'acné inflammatoire avec laquelle elle coexiste dans la majorité des cas.

NATURE. — L'acné ponctuée résulte de la distension du follicule sébacé par le sébum. Quant à la cause de cette accumulation de matière sébacée, les auteurs l'expliquent diversement.

Virchow invoque l'atonie de l'organe qui ne peut plus chasser son contenu. S. Plumbe, Leloir et Vidal font intervenir une altération sécrétoire de la glande modifiant le produit sécrété.

Le contenu du comédon n'est autre que de la matière sébacée altérée, et la coloration noire de son extrémité doit être rattachée à la pénétration des agents extérieurs.

Dans certains comédons enfin, on trouve un petit parasite, le *demodex*, ou *acarus folliculorum* de l'ordre des acariens. Le rôle de ce parasite semble nul dans la pathogénie de l'acné ponctuée, car il ne se trouve pas dans tous les cas, et peut se rencontrer dans les glandes sébacées normales.

L'étiologie de l'acné ponctuée ne diffère pas sensiblement de celle de l'acné inflammatoire.

Traitement. — Les lavages avec des solutions alcoolisées, les préparations de savon, de soufre, d'ichthyol, d'acide salicylique, forment la base du traitement, aussi renvoyons-nous à ce sujet au chapitre de l'acné inflammatoire. De temps à autre, il est utile de vider les comédons, surtout s'ils sont volumineux ; pour cela, on peut agir par des pressions latérales ou avec un instrument spécial le comedonenquetscher que la simple clef de montre remplace avantageusement. Il suffit d'appliquer le centre de la clef sur le point noir du comédon, puis de faire une pression perpendiculaire graduelle, afin de provoquer l'énucléation de la matière sébacée.

VI. ACNÉ MILIAIRE

L'acné miliaire (*milium grutum*) est constituée par des granulations grosses comme des têtes d'épingles, sous-épidermiques, blanc jaunâtre et qui se disposent irrégulièrement sur la face ou aux organes génitaux.

Ces granulations s'accroissent lentement, puis demeurent stationnaires quand elles ont acquis un certain volume. Elles sont dues à l'oblitération d'un conduit excréteur sébacé et à l'accumulation de sébum dans un ou plusieurs acini. Au centre de ces granulations se trouve la matière grasse et, à la périphérie, des cellules épidermiques imbriquées.

Le traitement consiste en frictions savonneuses ou avec des préparations salicylées, et surtout dans l'énucléation des grains de milium à l'aide d'un fin scarificateur.

VII. ACNÉ CORNÉE

C'est une forme très rare d'acné décrite par Cazenave et Hardy, elle est caractérisée par la production, à l'orifice des glandes sébacées, d'une petite saillie gris noirâtre de consistance cornée. L'acné cornée se développe sur le front, sur le cou, sur le tronc et aux membres ; le plus souvent les petites saillies sont réunies en groupes et donnent au toucher la sensation d'une râpe.

La marche de l'affection est extrêmement lente.

Pour Leloir et Vidal, les lésions de l'acné cornée ont pour siège le goulot du follicule pilo-sébacé ou le follicule pileux dont l'épiderme corné s'épaissit considérablement.

Le traitement consiste en applications de savon, d'emplâtres hydrargyriques ou de pommades salicylées.

II. SÉBORRHÉES

On appelle séborrhées des affections caractérisées par des troubles sécrétoires des glandes cutanées. Nous avons vu comment Unna fait rentrer les séborrhées dans le groupe « eczéma séborrhéique » (voir p. 31) ; certaines formes semblent cependant se rattacher moins nettement que d'autres à ce groupe, nous les décrirons ici.

SYMPTÔMES. — Les séborrhées peuvent être divisées en plusieurs formes qui sont : la forme sèche, la forme croûteuse, la forme fluente et la forme figurée (cette dernière n'est autre que l'eczéma séborrhéique typique que nous avons décrit précédemment. Chacune de ces formes peut siéger au cuir chevelu ou sur les parties glabres.

1° Forme sèche ou pityriasique.

a) Cuir chevelu. — (Séborrhée sèche, *Pityriasis capillitii*). Cette variété est caractérisée par la production incessante au niveau du cuir chevelu de squames sèches, fines et furfuracées. Ordinairement cette desquamation s'accompagne de chute abondante des cheveux et de vives démangeaisons, mais le cuir chevelu reste normal.

Ce type est extrêmement fréquent et correspond à ce que l'on appelle vulgairement les *pellicules*.

On le considérait autrefois comme une affection spéciale, et certains auteurs le regardent encore comme tel séparant, d'une part, des séborrhées, puisque les fonctions glandulaires n'y sont pas exagérées, et, d'autre part, des eczémas, car la plupart des personnes atteintes de pityriasis capillitii ne présentent pas de phénomènes eczémateux.

b) Parties glabres. — (Pityriasis complexe).

La séborrhée sèche des parties glabres correspond à une desquamation fine pityriasique ou légèrement graisseuse, adhérente à la peau et que les auteurs ont décrite sous le nom d'eczéma sec, de dartres furfuracées. Cette forme est particulièrement fréquente au visage.

2° Forme croûteuse.

a) Cuir chevelu. — Il se produit au cuir chevelu des croûtes plus ou moins étendues et plus ou moins épaisses dues à l'agglutination des squames par le sébum. Ces croûtes sont jaunes ou brunâtres et au-dessous d'elles le cuir chevelu est rouge, humide, congestionné ; elles ont toujours une certaine tendance à dépasser la bordure des cheveux de un à deux centimètres.

b) Parties glabres). — (Séborrhée concrète).

La séborrhée concrète des parties glabres peut se montrer sous deux formes : diffuse ou circonscrite. Dans la forme diffuse, il se produit un enduit croûteux, jaune sale, de consistance grasse, reposant sur une peau rouge et humide, Cette forme envahit souvent la face, le nombril, les parties génitales ; elle est fréquente chez l'enfant (croûtes de lait) et devient rare à partir de l'âge adulte.

La séborrhée concrète circonscrite se montre, au contraire, plus souvent chez le vieillard. Elle apparaît sous forme de petites lésions grandes comme des lentilles ou comme une pièce d'un franc, légèrement saillantes, recouvertes d'un enduit adhérent plus ou moins épais et de couleur gris brunâtre. On leur a donné le nom de verrues plates séborrhéiques séniles.

D'autres fois, les éléments de séborrhée concrète sont représentés par de petites plaques rouges entourées de croûtes brunes recouvrant un derme saignant avec facilité. C'est la variété décrite sous le nom d'acné sébacée concrète.

3ᵉ **Forme fluente** (Séborrhée huileuse).

a) Cuir chevelu. — Le cuir chevelu est légèrement rouge et constamment recouvert d'une couche grasse et huileuse. Les orifices des glandes sudoripares sont dilatés ; c'est une véritable hyperhidrose huileuse.

b) Parties glabres. — La séborrhée huileuse s'observe surtout au visage, les orifices des glandes sont dilatés, et la peau recouverte d'un enduit graisseux. Le plus souvent cette forme s'accompagne de diverses variétés d'acné.

Étiologie. — L'étiologie et la nature des
séborrhées sont encore fort obscures. Nous en
avons déjà parlé à propos de l'eczéma séborrhéique, dont elles ne seraient que des variétés
d'après Unna, aussi serons-nous très brefs à ce
sujet. Nous dirons seulement que les séborrhées
apparaissent le plus souvent dans des conditions étiologiques très analogues à celles des
acnés ; elles se montrent donc chez les sujets
jeunes, à constitution lymphatique ou arthritique, chez les dyspeptiques, chez les surmenés
et chez tous ceux qui suivent une hygiène
défectueuse.

Les formes pityriasiques du cuir chevelu
viennent le plus souvent compliquer les diverses
alopécies.

Diagnostic. — Aux parties glabres, les séborrhées se reconnaissent facilement, les formes
concrètes circonscrites pourraient seules prêter à
l'erreur avec le lupus érythémateux ou certains
épithéliomas ; mais, dans le premier cas, les
croûtes sont plus sèches et plus adhérentes et,
dans le second cas, les lésions sont plus indurées
et présentent des bords plus saillants.

Au cuir chevelu, le psoriasis se distingue par
ses squames plus sèches, reposant sur un derme
rouge et par l'absence de chute des cheveux, puis

il existe alors ordinairement des placards psoriasiques en d'autres points du corps.

L'eczéma du cuir chevelu est plus suintant que la séborrhée, ses squames sont moins grasses, le derme y est plus enflammé et souvent il coïncide avec une poussée eczémateuse typique sur une autre région. Enfin, les cheveux tombent moins facilement que dans les cas de séborrhée.

TRAITEMENT. 1º TRAITEMENT GÉNÉRAL. — Il diffère peu de celui que nous avons indiqué en parlant de l'acné, aussi renvoyons-nous à cet article.

2º TRAITEMENT LOCAL. — Le traitement local est de la plus haute importance. Nous commencerons par indiquer les divers agents de la médication avant de donner leur mode d'emploi dans chacune des formes énumérées précédemment.

Le *soufre* est le meilleur des topiques connus contre les séborrhées. Il peut être mis en usage sous forme de lotions, de poudres ou de pommades.

Les lotions soufrées dont nous avons donné la formule (p. 108) sont très efficaces, mais elles ont l'inconvénient d'être irritantes. Nous ferons remarquer que, pour donner au traitement par ce procédé son maximum d'intensité, il ne faut pas enlever chaque jour la couche de soufre qui reste après l'application du mélange soufré ; ce n'est qu'au bout de quatre ou cinq jours qu'il faudra se débarrasser de cette couche à l'aide de savonnages ou de lotions au bois de Panama. Les poudres soufrées (amidon, talc, bismuth, additionnées de soufre en proportions variables) sont moins irritantes, mais moins actives. On en saupoudre les régions malades, puis le lendemain un savonnage enlève l'excès de poudre.

Les pommades soufrées seront appliquées le soir sur les points malades puis enlevées le lendemain à l'eau chaude. Voici la formule particulièrement recommandée par E. Besnier.

Soufre précipité	5 à 10^{gr}
Acide salicylique . . . . . }	
Résorcine. . . . . }	ââ 0^{gr},50
Baume du Pérou	1^{gr}
Vaseline . . . . }	
Lanoline . . . . }	ââ 50 ^{gr}

Après le soufre, le *mercure* peut être utilisé dans les séborrhées, mais il est de beaucoup moins actif.

On fera faire aux malades des frictions avec une solution de sublimé à $\frac{1}{2\,000}$ ou $\frac{1}{1\,000}$, puis on appliquera une pommade à l'oxyde jaune d'hydrargyre ou au calomel à $\frac{1}{30}$.

L'ichthyol donne quelquefois de bons résultats, surtout associé au soufre ; on l'emploie en lotions ou en pommades (voir p. 110). Le naphthol, la résorcine, le chloral, le chlorhydrate d'ammoniaque, le borate de soude ont été aussi préconisés.

Signalons enfin le coaltar saponiné dont l'action comme adjuvant est souvent utile.

Conduite à tenir dans les diverses formes de séborrhées. — Les plus importantes des séborrhées sont celles du cuir chevelu en raison de l'alopécie qui les accompagne.

Nous dirons tout d'abord que, chez l'homme et l'enfant, il est indispensable de faire tenir les chevaux courts ; chez la femme, il n'est pas nécessaire d'exiger le sacrifice de la chevelure, mais le traitement est plus difficile.

Dans les formes pityriasiques et croûteuses, il faudra commencer par débarrasser le cuir chevelu de ces divers produits à l'aide de savonnages aux savons de naphtol, de Panama, de goudron ou avec des jaunes d'œufs battus dans l'eau tiède. On emploiera ensuite, pendant la nuit, la pommade soufrée ; si le résultat favorable se fait attendre, on fera alterner les applications de pommades avec les lotions soufrées, à l'ichthyol, etc. Dans les formes huileuses, les lotions soufrées et les poudres sont particulièrement indiquées.

Aux parties glabres, la forme pityriasique cède d'ordinaire à de simples savonnages suivis d'applications de pommades légèrement soufrées, à l'acide salicylique, ou même à l'oxyde de zinc.

Les formes croûteuses nécessitent un traitement préalable destiné à nettoyer la région malade (savonnages, cataplasmes, applications émollientes, etc.), puis on essaiera les diverses préparations soufrées, à l'ichthyol, à l'acide salicylique. Quant à la séborrhée huileuse, elle reconnaît les mêmes indications que celle du cuir chevelu.

VI

ÉRYTHEMES

—

On appelle érythème toute dermatose constituée par des taches rouges variables d'intensité et d'aspect, disparaissant sous la pression du doigt et généralement de courte durée.

Tous les érythèmes reconnaissent comme mode pathogénique des phénomènes névro-vasculaires, ce sont des angio-névroses. Ce fait permet de les réunir dans un même groupe qui est toutefois fort complexe et très mal défini.

Quant à la classification des érythèmes, il est impossible de la baser sur leur étiologie, car Besnier a démontré que des causes disparates comme une maladie infectieuse, un agent médi-

camenteux, un agent externe (le froid par
exemple) peuvent déterminer des éruptions
érythémateuses identiques chez des individus ou
même chez un individu prédisposé à cette forme
éruptive. Ici c'est, en effet, la condition individuelle qui joue le rôle prépondérant.

La seule classification possible des érythèmes
s'appuie donc sur leur forme clinique et, sous
ce rapport, on peut en distinguer cinq variétés :

1° Érythème polymorphe.

2° Érythème noueux.

3° Érythèmes rubéoliformes ou roséoles.

4° Érythèmes scarlatinoïdes.

5° Érythèmes scarlatiniformes desquamatifs.

I. ÉRYTHÈME POLYMORPHE

L'érythème polymorphe ou multiforme (Hébra)
doit être considéré plutôt comme un syndrome
que comme une entité morbide ; il constitue
un groupe dont les limites ne sont pas encore
nettement établies.

SYMPTÔMES. — Objectivement on peut décrire
trois types d'érythème polymorphe.

1° *Type érythémato-papuleux.* — L'éruption

siège le plus souvent sur la face dorsale des mains, aux poignets, au cou, aux genoux. Elle est symétrique et apparaît sous forme de taches disséminées ou confluentes, d'étendue variable, de couleur rouge, dont le centre est légèrement déprimé et cyanosé.

Ces taches peuvent rester lisses (Érythème en plaques), elles peuvent guérir en leur centre (Érythème annulaire, circiné, gyraté), devenir saillantes (Érythème papuleux, papulo-tuber-culeux), prendre une couleur violacée (Érythème livide) ou sanguine (Érythème purpurique). Tantôt le même type éruptif persiste seul, tantôt ces diverses variétés s'associent chez le même malade.

2° *Type vésiculo-bulleux.* — Le siège de l'éruption est analogue à celui de la forme précédente, mais il faut signaler, en outre, l'envahissement possible des muqueuses buccale, labiale, pharyngée.

Les éléments éruptifs sont constitués par des vésicules ou par des bulles, transparentes d'abord, puis opalines et quelquefois purulentes ou hémorrhagiques. Elles sont de forme et de dimensions variables et surviennent tantôt sur des taches érythémateuses, tantôt d'emblée sur la peau saine.

3° *Hydroa vrai. Herpès iris de Bateman.* — Dans cette variété, les soulèvements bulleux ou vésiculeux et l'érythème se disposent concentriquement de façon à figurer des cercles inscrits les uns dans les autres ou des cocardes.

Les localisations cutanées ou muqueuses sont les mêmes que dans les autres types.

La localisation à la muqueuse bucco-pharyngée est particulièrement fréquente dans l'érythème hydroa et donne lieu à une forme bien étudiée par Quinquaud (*Annales de Dermat.*, 1880). La rupture des bulles est suivie, dans ces cas, d'exulcérations superficielles, opalines, se cicatrisant lentement et simulant les plaques muqueuses.

L'érythème polymorphe, quelle que soit sa variété éruptive, peut évoluer sans phénomènes subjectifs autres qu'une légère sensation de brûlure au niveau des lésions.

Dans certains cas cependant, le prurit, les sensations douloureuses de chaleur, d'élancements, peuvent acquérir une assez grande intensité et cela particulièrement dans la forme vésiculo-bulleuse, aussi ces faits se relient-ils étroitement à la dermatite polymorphe douloureuse aiguë.

Il est aussi possible d'observer d'autres phénomènes subjectifs tels que des névralgies, des douleurs vagues dans la continuité des membres (mélalgïes), et assez couramment des arthralgies qui restent d'ordinaire dans le type subaigu. Ces phénomènes précèdent habituellement l'éruption et durent, en général, moins qu'elle; ils ne doivent point être rattachés au rhumatisme vrai tel qu'on le conçoit aujourd'hui mais plutôt aux pseudo-rhumatismes infectieux.

Les *symptômes généraux* sont nuls dans bon nombre d'érythèmes multiformes, mais, d'autres fois, il existe une période prééruptive caractérisée par divers troubles qui peuvent persister plus ou moins longtemps : malaises, courbature, douleurs arthralgiques et, dans les membres, céphalée, embarras gastrique, inappétence, troubles bucco-pharyngés et fièvre dont le type et l'intensité sont infiniment variables. Nous insisterons ici sur les phénomènes buccopharyngés qui sont d'une fréquence telle qu'on les trouve signalés dans presque toutes les observations. Ils consistent ordinairement en angines banales, éphémères, disparaissant avant l'éruption, la précédant presque toujours ou ne débutant qu'avec elle.

On trouve aussi dans l'érythème polymorphe des symptômes viscéraux que l'on considère comme des complications quoiqu'il soit difficile actuellement de dire s'ils sont de véritables complicatiens ou simplement des localisations de l'érythème sur les viscères. Nous citerons parmi les principaux : la broncho-pneumonie, la pneumonie, la pleurésie, qui sont rares, l'endocardite et la péricardite, de beaucoup plus communes que les précédentes et qui n'ont point l'allure bénigne des érythèmes, ne participant point de leur caractère résolutif. Le rein peut aussi être atteint, l'albuminurie est même assez fréquente et parfois on a vu des néphrites suivre l'évolution de ces érythèmes.

Il est enfin des cas graves présentant des phénomènes infectieux divers, s'accompagnant d'élévation thermique considérable et se terminant par la mort ; d'après Lewin, ces cas sont moins rares qu'on ne pourrait le penser tout d'abord.

MARCHE. — La durée de l'érythème multiforme varie de un à quatre septénaires ; l'éruption y offre le plus souvent le type subaigu et successif ; le décours ne se fait pas brusquement mais d'une façon progressive et comme par série décroissante.

ANATOMIE PATHOLOGIQUE. — Les lésions de l'érythème polymorphe sont les suivantes (¹) :

(¹) LELOIR. — *Société anatomique,* avril 1884.

Dans les macules, on voit, au niveau des couches papillaire et moyenne du derme, une dilatation des vaisseaux avec un léger degré de diapédèse des globules blancs qui sont agglomérés autour des vaisseaux. Dans l'érythème papuleux, l'hypérémie exsudative se trouve non seulement dans le derme, mais aussi dans l'hypoderme ; ici les globules blancs ne sont plus localisés autour des vaisseaux, ils se rencontrent dans les différents points du derme disséminés ou réunis en amas. Outre la diapédèse des globules blancs, on observe aussi une extravasation plus ou moins considérable des globules rouges, fait qui rend parfaitement compte de la teinte ecchymotique que revêtent certains érythèmes. Enfin, si les phénomènes précédents s'accentuent et si l'hypoderme est envahi, les cellules fixes du tissu conjonctif tendent à proliférer et alors apparaissent les formes papulo-tuberculeuses.

Quant aux vésicules et aux bulles, voici par suite de quelles lésions elles se produisent. Les liquides extravasés tendent à pénétrer dans l'épiderme et irritent les cellules du corps muqueux qui subissent diverses altérations : certaines subissent l'altération cavitaire, chez d'autres, le noyau s'atrophie par dilatation du nucléole et ces cellules privées de noyau perdent leur activité formative, elles ne peuvent donc plus se souder aux cellules voisines, et dénuées ainsi d'adhérence, elles forment au niveau du stratum granulosum ou du stratum lucidum des points de moindre résistance. Les liquides exsudés dans le derme, exerçant à ce niveau une pression de dedans en dehors, ces *loci minoris resistanciæ* cèdent et la phlyctène est constituée.

Les phlyctènes sont, en général, remplies de liquide transparent, dans certains cas cependant, si la diapédèse des globules blancs a été considérable, on en retrouve un certain nombre dans le liquide phlycténulaire dont l'aspect devient alors purulent.

ÉTIOLOGIE. — L'érythème polymorphe se trouve surtout dans l'âge moyen et plus souvent chez la femme que chez l'homme.

Les causes de l'éruption sont multiples et peu étudiées, ce sont : des agents externes comme le froid, des agents médicamenteux ou alimentaires, des états infectieux ou divers : rhumatisme, syphilis, choléra, grippe, endocardite, surmenage, excès ; des réflexes à point de départ utérin ou uréthral, des chocs moraux.

Quant à l'influence des saisons, malgré tout

ce qui a été dit à ce sujet, elle est très incertaine.

Pathogénie. — Deux éléments pathogéniques interviennent dans la production de l'érythème polymorphe.

Il faut d'abord une irritation du système nerveux [vaso-moteur, car l'érythème multiforme se produit toujours par suite de phénomènes d'ordre névro-vasculaires, mais cette irritation en elle-même est très variable et sans unité.

L'énumération des causes que nous avons faite à l'étiologie montre combien elles sont nombreuses et disparates.

L'irritant névro-vasculaire n'a donc aucune spécificité et serait incapable de reproduire directement la maladie ; il faut, en outre, qu'il soit appliqué sur un sujet prédisposé à cette forme éruptive.

La condition individuelle qui constitue le second facteur pathogénique est, en effet, ici de toute importance.

« C'est alors qu'apparaît, dit Besnier, dans toute son évidence, le rôle de l'élément vivant dont la réaction morbide est, dans une certaine mesure bien entendu, plus attachée à la disposition propre, à l'individualité, à l'apti-

tude morbide, qu'au degré de l'irritant lui-
même ([1]) ».

Enfin l'agent causal ne semble point porter
son action sur les points mêmes où siège
l'éruption mais sur les centres vaso-moteurs, les
éléments cutanés paraissant être toujours le
résultat d'un trouble réfléchi et transmis.

DIAGNOSTIC. — Le diagnostic de l'érythème
polymorphe, surtout des formes vésiculo-bul-
leuses, avec la dermatite polymorphe douloureuse aiguë est très difficile. On ne sait
d'ailleurs pas exactement où se trouve la séparation entre ces deux variétés de faits qui se
confondent sans limite précise les uns avec les
autres.

Les autres diagnostics sont d'une grande
simplicité ordinairement, nous signalerons seulement ici : les raschs prévarioliques, les nodules
lépreux ou syphilitiques dont la marche et la
consistance, pour les deux derniers cas, sont
suffisantes pour éviter toute erreur.

Les érythèmes papuleux fessiers des enfants
ont d'autres symptômes ainsi que nous le verrons
plus loin.

([1]) E. BESNIER. — *Annales de Dermatologie*, janvier
1890.

Le pemphigus, l'herpès présentent des bulles comme dans les érythèmes vésiculo-bulleux, mais c'est là le seul point commun.

Enfin nous rappellerons que les lésions de la muqueuse buccale pourraient, quand elles existent, simuler des plaques syphilitiques ou la stomatite ulcéro-membraneuse. Mais dans l'érythème polymorphe, il n'y a ni dysphagie, ni adénopathie, ni salivation.

Traitement. 1° Traitement interne. — Il est utile au début de mettre les malades à la diète, de les purger et d'administrer ensuite des antiseptiques intestinaux.

Dans les cas où l'état infectieux domine, le sulfate de quinine et les antipyrétiques sont indiqués.

Il est aussi rationnel de donner les agents vaso-moteurs : quinine, ergotine et belladone associés ou non.

Enfin on a vanté le salicylate de soude qui calme les mélalgies et les arthralgies et l'iodure de potassium; mais ce dernier médicament peut occasionner des accidents, surtout dans les formes vésiculo-bulleuse, aussi faut-il être très réservé dans son emploi.

2° Traitement externe. — Dans les cas érythémato-papuleux, les poudres inertes (amidon, talc, bismuth, etc.) ou la pommade à l'oxyde de zinc mentholée ou phéniquée suffisent ordinairement. On peut aussi employer, s'il y a des démangeaisons vives, les lotions au sublimé, à l'acide phénique suivies de l'application de l'onguent de zinc.

Dans les cas vésiculo-bulleux, on se servira des poudres inertes et, si l'éruption est intense, on fera le même traitement que pour la dermatite polymorphe douloureuse (liniment oléo-calcaire, etc.).

II. ÉRYTHÈME NOUEUX

L'érythème noueux, dermatite contusiforme, ou urticaire tubéreuse, n'est, quoiqu'on ait pu dire, qu'une variété de l'érythème polymorphe.

Il débute par quelques phénomènes fébriles et quelques douleurs vagues rhumatoïdes, puis apparaissent sur les membres inférieurs (jambes, face dorsale des pieds, cuisses), plus rarement sur les membres supérieurs, des nodosités de dimensions variables (noisette à œuf de pigeon). Elles sont dures, légèrement saillantes, de couleur rouge et bleuâtre en leur centre ; de plus, elles sont douloureuses à la pression.

Quand elles disparaissent leur couleur change et passe par la même série de teintes que les ecchymoses.

L'érythème noueux peut éventuellement s'accompagner de lésions viscérales pleuro-pulmonaires, endo-péricardiques comme l'érythème polymorphe; c'est ce qui l'avait fait, à tort, considérer comme une manifestation du rhumatisme.

Sa marche est analogue à celle de l'érythème multiforme, mais la durée est un peu plus longue. Quant aux lésions anatomiques, ce sont celles que nous avons déjà décrites (p. 140), mais avec prédominance très marquée dans l'hypoderme.

Sa pathogénie ne diffère pas de celle qui est exposée dans le chapitre précédent.

Le diagnostic avec les nodosités rhumatismales étudiées par Féréol, Troisier, Widal, est fort simple, car il manque à ces dernières un symptôme essentiel, l'érythème.

Les gommes syphilitiques ou tuberculeuses n'ont ni la marche, ni la coloration de l'érythème contusiforme; de plus, on ne peut y déterminer, comme dans ce dernier, une cupule par pression du doigt.

Les nodules de la lèpre ou de la syphilis se

distinguent facilement par leur marche et les autres symptômes propres à ces maladies.

TRAITEMENT. 1° TRAITEMENT INTERNE. — Il ne diffère pas de celui de l'érythème polymorphe. Il faut cependant signaler ici l'influence favorable de l'iodure de potassium ou de sodium.

2° TRAITEMENT EXTERNE. — On ordonnera le repos complet au lit, puis, si les nodosités sont prurigineuses, les mêmes topiques que pour l'érythème multiforme ; si les douleurs sont vives on fera des enveloppements de ouate imbibée de liniment chloroformé et laudanisé.

Enfin, sur des nodosités très tendues, quelques ponctions avec un fin scarificateur procurent du soulagement aux malades.

III. ÉRYTHÈME INDURÉ DES JEUNES FILLES

Chez les jeunes filles lymphatiques, on observe une variété d'érythème induré, voisine quoique distincte de l'érythème noueux. Ce sont des plaques étendues, rouge livide, légèrement saillantes et indurées, qui occupent les membres inférieurs. Leur durée est fort longue et se compte par mois, la moindre fatigue amenant des récidives. On doit les distinguer des nodosités analogues qui surviennent chez les variqueux et qui ne sont que des noyaux de phlébite capillaire.

Le *traitement* est difficile, les toniques, l'huile de foie de morue, le repos au lit, l'interdiction de la station debout prolongée, sont alors les mesures thérapeutiques à mettre en œuvre.

IV. ROSÉOLES

On appelle **roséole** tout érythème disposé en petites taches, discrètes ou confluentes, à évolution rapide et s'accompagnant ou non de desquamation.

Ces taches peuvent être d'ailleurs plus ou moins régulières et de colorations diverses. Leur durée est également très variable suivant les cas.

Nous ne ferons qu'énumérer les roséoles qui ne sont, pour la plus grande partie, que des manifestations cutanées d'états ne relevant pas de la dermatologie.

Voici comment on peut classer les roséoles.

1° Les *roséoles primitives*.

a) La rougeole.

b) La roséole ou rothela.

c) Une roséole essentielle (estivale, vernale, automnale) peu connue et mal établie en tant qu'individualité morbide.

2° Les *roséoles secondaires*.

a) Celles qui se développent au cours ou à la suite d'états infectieux : rash de la variole, roséole vaccinale, taches rosées lenticulaires de la fièvre typhoïde, roséole du typhus, roséole de la méningite cérébro-spinale, de la pyohémie, de la septicémie puerpérale, la roséole syphilitique.

b) Celles qui sont consécutives à l'ingestion de certains médicaments : roséoles copahivique, quinique, iodique.

3° Les phénomènes vaso-moteurs dont le type est la roséole pudique, se développant sur la poitrine et le dos d'un sujet mis à nu.

TRAITEMENT. — Il suffit de traiter l'état dont la roséole n'est qu'un symptôme.

V. ÉRYTHÈMES SCARLATINOÏDES

Ce sont des érythèmes qui ressemblent absolument à la scarlatine par leur début, leur réaction fébrile, leur éruption, leurs localisations muqueuses et viscérales.

Mais, comme le fait remarquer E. Besnier, ils sont absolument distincts, d'une part, de la scarlatine par leur absence de spécificité, leur non-transmissibilité, leur desquamativité hâtive, et, d'autre part, des érythèmes scarlatiniformes par leur caractère deuthéropathiqué, leur origine infectieuse et leur marche rapide.

Ils se développent à la suite de maladies infectieuses : puerpuéralité, septicémie, diphtérie, ou de toxémies médicamenteuses ou alimentaires.

Comme les roséoles, ce ne sont que des symptômes cutanés d'affections qui ne rentrent point dans notre cadre ; aussi nous n'insisterons pas.

Leur traitement n'est autre que celui de l'état qui leur a donné naissance. Localement, on peut employer les poudres inertes.

VI. ÉRYTHÈMES SCARLATINIFORMES DESQUAMATIFS

On désigne ainsi des érythèmes à type scarlatin accompagnés de fièvre pendant la totalité ou une partie de leur durée [1].

Ces érythèmes se rapprochent donc beaucoup des pyrexies érythémateuses, mais ils en diffèrent par leur condition étiologique variable, leur durée irrégulière, leur évolution, leur non-contagiosité et leurs récidives fréquentes. Dans leurs formes accentuées, ils revêtent les carac-

---

[1] E. BESNIER. — *Pathogénie des érythèmes*, Annales de dermatologie, 1890.

tères des dermites érythrodermiques exfoliatrices, de sorte que, dans l'état actuel de nos connaissances, il est difficile de dire où ces dernières commencent et où finissent les érythèmes scarlatiniformes.

Symptômes. — Le début est brusque et se fait par un malaise général avec élévation très marquée de la température (39-40°) qui s'affaisse ensuite très vite, de sorte que la plus grande partie de l'affection est apyrétique.

L'éruption apparaît rapidement; d'abord localisée sans lieu d'élection précis, elle ne tarde pas à s'étendre et à devenir générale; elle est rouge, plus ou moins intense avec un piqueté purpurique, de sorte qu'elle ressemble absolument à celle de la scarlatine. Les muqueuses linguale, labiale, nasale, gingivale, conjonctivale, sont souvent atteintes. On observe de légères sensations de prurit et de brûlure au niveau de l'érythème.

La desquamation acquiert ici une importance majeure, elle est très précoce et survient ordinairement dès les premiers jours de l'éruption, alors même que celle-ci n'est pas complètement généralisée. En tous cas, elle apparaît toujours avant son déclin. Au début, la desquamation est fine et se borne à un pointillé lamellaire;

mais, plus tard, elle devient craquelée, irrégulière, se faisant par éléments larges, juxtaposés et jamais imbriqués. Aux extrémités, elle se fait par grands lambeaux. Elle dure plus ou moins longtemps suivant les cas ; dans la forme ordinaire, au bout d'une semaine, elle s'arrête graduellement, mais dans les formes intenses, il n'est pas rare de la voir se prolonger plusieurs septénaires.

Il est possible d'observer, au cours des érythèmes scarlatiniformes, des complications : arthralgies, lésions pleuro-pulmonaires et cardiaques, otites, métrorrhagies, diarrhées.

MARCHE. DURÉE. — La durée des érythèmes scarlatiniformes est très variable ; ordinairement 3-4 semaines suffisent pour la guérison sauf dans les cas où la desquamation se prolonge en s'accentuant au point de revêtir les caractères des dermatites exfoliatives.

Les récidives sont communes et si habituelles qu'on peut appeler fort justement ces érythèmes récidivants. Ces récidives sont, en général, subintrantes et leur nombre est indéfini.

Il est remarquable que l'affection, fréquente pendant la jeunesse, diminue ensuite à mesure que le sujet avance en âge et finit par s'éteindre dans la vieillesse.

PATHOGÉNIE. ÉTIOLOGIE. — « Ce qui apparaît avant tout manifeste chez tous les sujets qui présentent des érythèmes scarlatiniformes, dit E. Besnier, c'est une condition individuelle particulière ou une intolérance propre étendue à un nombre très varié de causes, non seulement eu égard à des sujets différents, mais encore chez le même sujet ».

Ici donc encore les phénomènes névro-vasculaires producteurs de l'érythème sont relevables de causes nombreuses et diverses qui doivent agir sur un sujet prédisposé à cette forme éruptive. Tantôt on ne peut relever dans les antécédents des malades aucune cause appréciable. tantôt on trouve le rhumatisme, une maladie infectieuse : blennorrhagie, syphilis ; souvent une irritation de cause externe comme le froid ou une température élevée, ou encore une action médicamenteuse (mercure en première ligne, chloral, quinine, opium, arsenic, acide phénique, iodure de potassium). Ce manque d'unité dans la cause sépare absolument ces érythèmes des fièvres éruptives spécifiques.

DIAGNOSTIC. — Le diagnostic des érythèmes scarlatiniformes avec la scarlatine est souvent très difficile ; dans les deux cas, en effet, l'éruption est identique et le début est marqué par une ascension thermique accompagnée de phénomènes généraux.

On devra tenir compte de l'état de la gorge, de l'intensité de la fièvre, de la notion du début de la maladie et des conditions de contagiosité, mais le diagnostic s'appuiera surtout sur l'évolution et sur les caractères de la desquamation : dans la scarlatine, en effet, l'éruption ne dure que neuf à dix jours, et ne s'accompagne jamais de la desquamation qui est consécutive. Dans les érythèmes scarlatiniformes, au contraire, la desquamation est toujours contemporaine de l'éruption et se montre souvent dès le deuxième jour de la maladie.

E. Besnier signale enfin les dystrophies unguales comme pouvant aider au diagnostic rétrospectif des deux affections, car, dans la scarlatine, elles n'existent pas tandis qu'on peut les observer dans les érythèmes scarlatiniformes.

On devra aussi faire le diagnostic avec les érythrodermies et, en particulier, avec la dermatite exfoliative généralisée ; mais, dans ce dernier cas, on voit la desquamation se faire sous forme de grandes lamelles qui se recouvrent comme les tuiles d'un toit, puis souvent l'affection se complique de lésions suintantes, eczématiformes, pemphigoïdes, enfin, la marche est plus longue.

PRONOSTIC. — Il est ordinairement bénin quoi qu'on ait signalé quelques cas mortels.

TRAITEMENT. — Le *traitement général* consiste à supprimer autant que possible l'agent provocateur, à s'abstenir de médicaments toxiques et à faire, au besoin, la médication éliminatrice (purgatifs, diurétiques).

Localement, le glycérolé d'amidon, l'axonge fraîche, le liniment oléo calcaire, les poudres sont très suffisants. On peut aussi donner des bains, mais il faut être réservé sur leur emploi, surtout s'il existe des complications viscérales.

VII. ÉRYTHÈMES CHEZ LES ENFANTS

Chez les enfants athrepsiques ou non, on trouve souvent l'intertrigo et certaines éruptions érythémateuses ou papulo-érythémateuses en rapport fréquent avec la dentition, mais ces faits sont encore mal connus. Nous n'étudierons ici qu'une variété d'érythème dont l'importance est grande en raison de sa confusion facile avec la syphilis.

Érythèmes papuleux fessiers post-érosifs. — L. Jacquet a démontré qu'il existe, chez les enfants athrepsiques ou vigoureux, des

érythèmes fessiers papuleux non syphilitiques ([1]).

Sur la région fessière et la partie postérieure
des cuisses, il se développe parfois, chez l'enfant,
des plaques érythémateuses sur lesquelles se
produisent fréquemment des ulcérations ou érosions plus ou moins arrondies et consécutives à
la rupture de vésicules. Le derme ainsi mis à
nu subit une irritation qui amène une hypertrophie papulaire plus ou moins nette. On voit
alors des papules arrondies, à bords surélevés,
rouge plus ou moins foncé, légèrement suintantes, dures et reproduisant assez exactement
la forme de l'érosion mère. A la périphérie de
ces papules, on trouve un fin plissement de
l'épiderme à disposition rayonnée.

Tantôt l'éruption papulaire est pure, tantôt on
constate, à côté des papules, des plaques érythémateuses primitives et d'autres lésions résultant
de la cicatrisation immédiate des érosions ou de
la papulation avortée. L'aspect est alors très
polymorphe.

E. Besnier et Fournier ont décrit des lésions
tout à fait analogues sous le nom d'érythème

([1]) JACQUET. — *Revue mensuelle des maladies de
l'enfance*, 1886, p. 208; et *Thèse de Paris*, 1888. —
SEVESTRE. — *Bull. Soc. Hôp.*, 1887, p. 450.

papuleux vacciniformes des nouveaux-nés et d'éruption vaccino-syphiloïde.

Le diagnostic avec les manifestations de la syphilis congénitale est souvent difficile. On s'appuiera surtout sur l'examen général qui ne révèle aucun signe de syphilis, sur la présence autour des papules du plissement épidermique rayonné très différent de la collerette de Biett des lésions spécifiques et aussi sur l'existence à des poussées vésiculeuses nouvelles qui peuvent à leur tour s'éroder et subir l'hypertrophie papulaire.

TRAITEMENT. — Il consistera surtout en soins de propreté minutieux, en lotions émollientes et dans l'emploi des poudres inertes : amidon, oxyde de zinc, bismuth, talc, additionnés ou non d'acide borique.

VIII. PURPURA

Le purpura se rapproche des érythèmes poli-morphes par ses lésions anatomiques et par son mode pathogénique névro-vasculaire dans certains cas. Nous placerons donc son étude à la suite de celle des érythèmes.

Il ne faut pas considérer le purpura comme une entité morbide, mais bien comme un syndrome dermatologique relevable de causes nombreuses et diverses.

SYMPTÔMES. — L'éruption de purpura est caractérisée par l'apparition de taches ou pétéchies, punctiformes ou d'étendue plus grande, arrondies ou allongées, de couleur rouge ou rouge bleuâtre, ne s'effaçant pas à la pression.

Disséminées ou confluentes, elles peuvent se réunir pour former des plaques plus ou moins considérables que l'on désigne sous le nom d'ecchymoses.

Elles apparaissent souvent par poussées successives, sont fréquemment symétriques dans leur disposition et se montrent avec une prédilection toute particulière aux extrémités, quoi qu'il soit possible de les rencontrer en n'importe quelle région.

Quand elles disparaissent, elles passent par la même série de colorations que les épanchements sanguins, puis s'effacent sans laisser d'autre trace qu'une pigmentation brunâtre de courte durée.

Tantôt le purpura ne s'accompagne d'aucun symptôme général ; d'autres fois, on voit, en même temps que l'éruption, évoluer des symptômes internes graves et se produire des hémorrhagies diverses plus ou moins intenses.

ANATOMIE PATHOLOGIQUE. — On trouve quelquefois au niveau des taches de véritables hémorrhagies interstitielles avec ou sans lésions de
l'endartère, avec ou sans dégénérescence des
artérioles. Mais ces hémorrhagies ne sont pas
constantes comme l'aspect clinique porterait à le
croire au premier abord.

On voit aussi, et cela très fréquemment, une
dilatation capillaire énorme avec exsudation
œdémateuse ; en somme, toutes les lésions de
l'érythème polymorphe.

Quant aux altérations chimiques ou micro-
scopiques du sang dans le purpura, elles ont été
peu étudiées et jusqu'ici nous possédons sur
ce point que des notions divergentes.

PATHOGÉNIE. ÉTIOLOGIE. — Le mécanisme pathogénique du purpura est fort complexe et très
variable suivant les cas. On peut cependant,
d'une manière schématique, le résumer de la
façon suivante (1) :

Dans un premier groupe, rentrent les purpuras
dus à une perturbation névro-vasculaire d'origine variable amenant une hyperhémie capillaire
avec ou sans hémorrhagie par diapédèse ou par
rupture vasculaire. Ce mécanisme se rapproche

---

(1) LELOIR. — *Ann. de dermatologie*, 1884, p. 1.

évidemment beaucoup de celui de l'érythème polymorphe.

Dans un second groupe, il faut placer tous les purpuras par altération du sang. Ici, des éléments divers, caillots, bactéries, hématies altérées, déterminent la formation d'embolies et il se produit des ruptures vasculaires. Les éléments cutanés sont alors de véritables infractus des téguments.

Ce court aperçu sur la genèse du purpura suffit à montrer combien les causes premières de l'affection sont nombreuses et de nature différente. Elles sont d'ailleurs encore mal connues, aussi nous n'insisterons pas.

Au point de vue purement étiologique, on peut diviser les purpuras en deux grandes classes :

1° *Purpuras secondaires.*

a) Purpuras au cours d'une affection locale. Phlébite, névrite, etc.

b) Purpuras au cours ou à la suite d'une affection générale.

Purpuras dans le scorbut.

Purpuras infectieux dans la variole, rougeole, scarlatine, fièvre typhoïde, septicémie puerpérale, etc.

Purpuras toxiques à la suite de l'ingestion

de quinine, arsenic, iodure de potassium, chloral.

Purpuras cachectiques dans les anémies graves pernicieuses, mal de Brigth, impaludisme, pellagre, tuberculose, cancer, lymphadénie, leucocythémie, la convalescence des grandes pyrexies.

Purpuras dans l'hémophilie.

2° *Purpuras dits primitifs* dont l'éruption constitue le symptôme unique ou le plus important.

a) Purpura exanthématique rhumatoïde.

b) Purpuras infectieux primitifs.

c) Maladie de Werlohf.

Le second groupe de purpuras est le seul qui rentre dans notre cadre exclusivement dermatologique.

(*a*) PURPURA EXANTHÉMATIQUE RHUMATOÏDE

On désigne encore cette variété sous le nom de péliose rhumatismale, de purpura exanthématique rhumatismal, de purpura myélopathique primitif ([1]).

([1]) A. MATHIEU. — *Article « Purpura » du Dictionnaire encyclopédique des sciences médicales.*

Il est caractérisé par l'apparition d'éléments cutanés (pétéchies et ecchymoses) à disposition symétrique et siégeant le plus souvent aux membres inférieurs. Ces lésions évoluent par poussées successives et se compliquent parfois de taches érythémateuses répondant aux formes purement érythémateuse, papuleuse ou noueuse de l'érythème multiforme. C'est là un fait remarquable indiquant déjà la parenté étroite qui relie cette variété de purpura aux érythèmes polymorphes. Il est, en outre, fréquent d'observer au cours des poussées purpuriques, ou plus communément à leur début, des œdèmes blancs plus ou moins intenses, localisés parfois aux régions périarticulaires mais pouvant s'étendre à la presque totalité des membres inférieurs et dont la durée est parfois tout à fait éphémère.

Le purpura rhumatismal s'accompagne, dans la majorité des cas, de phénomènes douloureux et gastro-intestinaux. Les douleurs apparaissent avant l'éruption ou à une autre période de son évolution, et revêtent la forme arthralgique. Elles siègent au niveau des grandes articulations des membres inférieurs et quelquefois des membres supérieurs. Les jointures sont, dans quelques cas, distendues par un épanchement synovial, mais peu abondant. Ces arthralgies sont

beaucoup moins intenses que celles du rhumatisme, elles ne déterminent point la même réaction de voisinage et ont une fixité bien plus
grande. Des douleurs dans les masses musculaires ou sur le trajet des nerfs accompagnent
fréquemment les phénomènes arthralgiques.

Ces manifestations expliquent pourquoi on
avait, à tort, considéré ce type de purpura
comme une manifestation du rhumatisme.

Les phénomènes gastro-intestinaux précèdent
d'habitude l'apparition des pétéchies et sont
d'intensité variable, les principaux sont : nau-
sées, vomissements, douleurs épigastriques, gêne
et lourdeur après les repas.

Il est enfin possible de voir la température
s'élever légèrement au moment de ces divers
troubles digestifs.

Quant aux hémorrhagies, elles sont rares
dans le purpura rhumatismal et, en tous cas, peu
abondantes.

Le purpura rhumatoïde survient surtout chez
les sujets anémiés ou surmenés ; souvent il
apparaît après une fatigue, un excès, une émotion violente.

La pathogénie de cette forme de purpura est
encore obscure, il semble néanmoins que c'est à
la suite d'une action, dont la nature est d'ailleurs

variable, sur le système nerveux central que l'éruption se produit par un mécanisme analogue à celui de l'érythème polymorphe.

(b) PURPURA INFECTIEUX PRIMITIF

Tous les faits de purpura infectieux primitif ont pour caractères de présenter d'une part, une éruption purpurique (pétéchies et ecchymoses) irrégulièrement disséminée avec des hémorrhagies par diverses voies et, d'autre part, des symptômes généraux d'infection qu'il est impossible de rattacher à une maladie actuellement classée. Dans les formes graves, l'abondance des hémorrhagies ou l'augmentation progressive des symptômes généraux amènent rapidement la mort. Dans d'autres cas moins intenses, la guérison survient après une durée plus ou moins longue et, parfois, après des complications telles que des plaques gangréneuses. On a décrit des variétés dans ce groupe. M. Mathieu distingue une forme typhoïde, une forme suraiguë et une forme rhumatismale ([1]).

([1]) F. MATHIEU. — *Loc. cit.*

La forme typhoïde,bien étudiée par Landouzy, et Gomot débute par un malaise général tout à fait analogue à celui de la dothiénenthérie ou, au contraire, d'emblée par des éléments cutanés purpuriques et des hémorrhagies accompagnées de phénomènes généraux. Ceux-ci sont intenses dans la majorité des cas et entraînent la terminaison fatale : décoloration du visage, température élevée, langue sèche, diarrhée abondante, stupeur, albuminurie et parfois ictère.

La forme suraiguë ne diffère de la précédente que par son début et son évolution véritablement foudroyante. Les malades succombent en deux ou trois jours et quelquefois moins. La variété rhumatismale est moins grave au point de vue pronostic ; les symptômes généraux et les hémorrhagies sont réduits à leur minimum et sont accompagnés de phénomènes articulaires qui sont assimilables aux arthropathies des pseudo-rhumatismes infectieux. La marche est plus lente que dans les formes précédentes et aboutit souvent à la guérison quoiqu'il ne soit point exceptionnel de voir, dans ces cas, l'état général s'aggraver subitement et l'affection évoluer suivant le type typhoïde de Landouzy et Gomot.

L'allure du purpura infectieux le rapproche

des maladies microbiennes, d'ailleurs les recherches bactériologiques ont, dans certains cas, démontré la présence de microorganismes dans le sang des malades. Martin de Gimard a même décrit un microcoque, trouvé dans deux cas de purpura infectieux, comme l'élément causal spécifique de l'affection ; mais cette découverte n'a pas été confirmée dans la suite. Tizzoni et Giovanni, Neumann, Hanot et Luzet, Claisse, ont, en effet, rencontré en semblable circonstance, des bactéries diverses comme le streptocoque ou le pneumocoque. Il s'agirait donc d'une maladie infectieuse, mais qui n'aurait rien de spécifique et serait redevable d'agents pathogènes variables.

De nouvelles recherches sont d'ailleurs nécessaires sur cette question dont bien des points sont encore obscurs.

(c) MALADIE DE WERLOHF

Dans ce type clinique, décrit par Werlohf, on avait fait autrefois rentrer la plupart des purpuras accompagnés d'hémorrhagies. Bucquoy et Lasègue ont protesté contre cette manière de voir et démontré que telle n'était point la conception de Werlohf.

Cette forme de purpura est, en effet, très rare, elle débute sans cause apparente ou à la suite de faits d'importance secondaire comme une colère, une commotion morale, un traumatisme léger. Les premiers symptômes sont des hémorrhagies souvent abondantes se produisant par diverses voies, puis se montrent des éléments cutanés, pétéchies et ecchymoses, plus ou moins abondants et irrégulièrement disséminés. L'affection évolue sans fièvre et sans altération notable de la santé générale ; c'est là un des points caractéristiques de la maladie de Werlohf. En 10 ou 15 jours ordinairement, la guérison survient sans complications. Le diagnostic est fort délicat au début, car l'affection a tout à fait l'allure des purpuras infectieux primitifs qui peuvent commencer sans réaction générale marquée. La persistance du bon état général permet seule d'affirmer ce diagnostic.

La pathogénie de la maladie de Werlohf est encore mal connue. Les hémorrhagies abondantes et la dissémination irrégulière des taches purpuriques semblent indiquer qu'une altération sanguine intervient ici. Mais cette altération est-elle d'ordre infectieux ou primitivement chimique. On ne saurait encore répondre à ces questions.

TRAITEMENT. 1° TRAITEMENT INTERNE. — Il est variable suivant les cas.

Il faudra traiter la maladie générale cause du purpura dans les formes secondaires.

Dans les types infectieux et hémorrhagiques, on administrera les antipyrétiques, le sulfate de quinine et les antiseptiques internes, en même temps que les reconstituants.

Dans les formes hémorrhagiques pures, la quinine, le perchlorure de fer, l'ergotine, les boissons froides et acidulées sont indiqués.

Il faudra enfin prescrire une alimentation reconstituante et éviter toute fatigue de quelque nature qu'elle soit. Ces mesures hygiéniques suffisent le plus souvent dans le cas de purpura rhumatoïde. Brocq conseille cependant d'y ajouter l'emploi de l'ergotine et du perchlorure de fer.

2° TRAITEMENT LOCAL. — On se trouvera bien de faire placer les membres dans l'élévation et de faire une légère compression. Si l'éruption est prurigineuse, on lotionnera les parties atteintes avec une solution légèrement phéniquée ou des préparations alcooliques : alcool camphré, alcoolat de romarin, etc.

IX. ŒDÈMES DE LA PEAU

Les seules variétés d'œdèmes qui intéressent les dermatologistes sont les suivantes :

1° *Œdème aigu circonscrit de la peau.* — C'est un trouble des vaso-moteurs d'origine mal connue.

Il se caractérise par l'apparition rapide, en n'importe quel point, de plaques d'étendue variable (pièce de cinq francs ou paume de la main). Ces plaques sont infiltrées, à bords nets, saillantes, de couleur rose, elles ne présentent aucun phénomène douloureux ou prurigineux.

La maladie évolue par poussées successives et persiste longtemps, mais chaque plaque prise à part ne dure que quelques heures.

On a signalé les localisations possibles de ces œdèmes aux muqueuses : conjonctivale, pharyngienne, laryngienne.

On ne confondra pas cette affection avec les œdèmes éphémères de nature arthritique de Chauvel et Hégel, ni avec l'urticaire dont elle ne présente ni la couleur ni les sensations subjectives.

Le traitement consistera surtout dans l'usage de la quinine, de l'ergotine, de la belladone.

Localement, on emploiera les mêmes topiques que pour l'urticaire.

2° *Œdèmes durs localisés à un membre ou à une région.* — Dans certains cas de lymphangites, phlébites ou adénites, on voit survenir aux membres des œdèmes qui prennent rapidement une consistance dure, élastique, et qui demeurent toujours blancs, lisses et sans phénomènes inflammatoires. On n'y observe aucune douleur spontanée ou provoquée.

Dans certaines affections chroniques (eczémas) des lèvres ou du nez, on peut voir de semblables symptômes évoluer à la face.

La coloration, l'indolence, l'absence de phénomènes inflammatoires, séparent absolument ces œdèmes de l'éléphantiasis.

Le traitement visera surtout la cause de l'œdème. Contre l'infiltration, on emploiera la position élevée du membre avec une légère compression.

3° *Œdème des nouveau-nés.* — Cette affection, qu'il faut séparer absolument du sclérème, est de cause encore incertaine ; elle s'observe surtout chez les enfants nés avant terme, chez les débilités ou à la suite de l'action du froid.

L'œdème apparaît surtout à la face postérieure des membres inférieurs, il est mou, blanchâtre

et peut rester ainsi localisé ; la guérison survient
alors en quelques jours. Dans d'autres cas, l'infiltration s'étend rapidement, la peau devient
tendue, violacée, la respiration et le pouls se
ralentissent et la mort arrive dans le coma.

Les indications thérapeutiques sont les suivantes : employer une bonne hygiène alimentaire, favoriser la résorption des œdèmes par
des massages et des frictions, réchauffer l'enfant à l'aide d'enveloppements ouatés et de bains
chauds aromatiques.

VII

XANTHOME

—

Le xanthome ou xanthelasma est une affection cutanée dont la connaissance est de date récente. C'est Rayer qui, en 1835, donna la première description de cette maladie dont l'étude a été reprise ensuite par de nombreux auteurs parmi lesquels : Hutchinson, Pye-Smith, Larraydy, Chambard, Startins, Mackenzie, E. Besnier, Török. L'histoire du xanthelasma est néanmoins encore fort incomplète sur plusieurs points importants.

L'affection, telle qu'on la conçoit aujourd'hui comprend deux formes bien distinctes : le xanthome vrai ou vulgaire et le xanthome des diabétiques.

I. XANTHOME VRAI

Symptômes. — Le xanthome vrai est tantôt localisé, tantôt disséminé. La première de ces variétés se montre presque exclusivement aux paupières, elle est constituée par de petites taches jaunes plus ou moins foncées, à contours nettement délimités et qui sont absolument indolentes, soit spontanément, soit à la palpation.

Dans la variété disséminée, les lésions, en nombre variable, peuvent se rencontrer en n'importe quel point des téguments, elles affectent cependant une prédilection très marquée pour les régions articulaires, soit du côté de la flexion, soit du côté de l'extension, pour la paume des mains et les doigts. Les muqueuses peuvent aussi être atteintes, surtout les muqueuses digestives y compris la muqueuse angiocholique.

Enfin, il existe quelques observations de xanthome du péritoine et du péricarde.

Les lésions xanthomateuses disséminées se présentent sous deux formes qui sont diversement associées l'une à l'autre : la forme plane ou maculeuse, qui n'est autre que celle que nous avons signalée aux paupières, et la forme élevée. Celle-ci est caractérisée par des papules ou des tubercules qui revêtent l'aspect de nodosités élevées, arrondies ou irrégulières, grosses comme un pois ordinairement, de couleur jaune ou rougeâtre. Ces nodosités sont de consistance ferme et tout aussi indolentes que les macules.

E. Besnier et A. Doyon ont signalé dans la variété élevée du xanthome de véritables tumeurs : « Ce ne sont pas seulement de gros tubercules que l'on observe, mais, succédant aux plaques ou aux tubercules initiaux, de grosses tumeurs, isolées ou cohérentes, sessiles ou pédiculées, atteignant le volume d'une noisette, d'une noix, d'un œuf de poule, etc. (1) ».

Ces tumeurs se rencontrent surtout aux coudes, aux genoux et aux points soumis à des pressions répétées.

Le xanthome disséminé s'accompagne de troubles hépatiques et d'ictère véritable dans un nombre si considérable de cas que cette association doit être considérée comme la règle. L'ictère précède l'apparition des éléments cutanés ou se développe simultanément, il ne doit pas être confondu

---

(1) Besnier et Doyon. — In Kaposi. *Pathologie et traitement des maladies de la peau*, t. II, p. 321.

avec une coloration jaune généralisée qui existe quelquefois chez les xanthomateux et dont la nature est absolument différente (Xanthochromie de Carry et E. Besnier).

Dans le xanthome localisé, les malades ne présentent qu'exceptionnellement des troubles hépatiques.

Outre les variétés dont nous venons de parler, certains auteurs admettent une forme juvénile qui se distingue du xanthome des adultes par l'apparition congénitale ou précoce des lésions, l'excessive rareté de la localisation exclusive aux paupières et le défaut de symptômes hépatiques ([1]).

ANATOMIE PATHOLOGIQUE. — Les lésions xanthelasmiques sont constituées par deux éléments : les cellules de xanthome et le tissu connectif. Les cellules offrent, près du rebord des lésions, l'aspect d'éléments assez volumineux irréguliers, plus ou moins remplis de fines granulations graisseuses. Au centre, ces cellules persistent, mais présentent un nombre beaucoup plus considérable de granulations qui se réunissent pour former des masses

---

([1]) CHAUVIÈRE. — Thèse, Paris, 1894.

de graisse faciles à reconnaître par les réactifs
colorants (acide osmique).

Torök (1) a fort bien étudié ces cellules et
a démontré qu'elles sont tout à fait analogues
à celles du tissu adipeux normal en voie de
formation.

L'élément connectif se dispose dans le xanthome de différentes manières d'où résultent les
variétés d'aspect que nous avons précédemment
décrites. Dans la forme en taches ou en macules,
il est extrêmement peu développé, ne formant
qu'un fin réseau autour des cellules xanthoma-
tiques. Dans les formes tuberculeuses ou en tumeurs, au contraire, l'élément conjonctif prédo-
mine ; il se dispose en bandes ou en travées cir-
conscrivant des logettes remplies par les cellules
graisseuses.

Nous avons vu que les lésions peuvent se rencontrer en d'autres points que la surface cutanée
et qu'il existe des cas de xanthome viscéral avec
généralisation à l'œsophage, à l'endocarde et particulièrement aux voies biliaires. Cette dernière
localisation pourrait, dans certains cas, expliquer
les troubles hépatiques et l'ictère, mais cette
question du xanthome des viscères est encore
pleine d'obscurité.

____

(1) Torök. — *Ann. de dermatologie*, 1893, p. 1109.

Nature. — L'étiologie et la nature du xanthome sont encore très incertaines et plusieurs théories ont été émises à ce sujet.

Potain et Quinquaud ont pensé que l'affection était sous la dépendance d'un excès de graisse dans le sang, et d'autres auteurs, par une théorie voisine, ont cherché à rattacher le xanthome aux affections hépatiques. Mais, comme le font remarquer E. Besnier et A. Doyon, toutes les toxémies, stéatémies, cholémies, glycémies diverses « peuvent exister sans produire les lésions cutanées dont on les charge et, en particulier, sans donner lieu au xanthome, lequel peut exister sans elles ([1]) ».

En tous cas, ces hypothèses sont insuffisantes car elles ne sauraient s'appliquer qu'à certains cas.

L'intervention d'un parasite, considérée comme probable par Balzer, doit être également rejetée.

Enfin, Chambard a pensé que le xanthome n'était qu'une dégénérescence consécutive à un processus inflammatoire, mais sans donner la cause première de ce processus.

Actuellement, on tend à considérer le xan-

([1]) E. Besnier, A. Doyon. — *Loc. cit.*

thome comme une néoplasie conjonctive dans laquelle les cellules subissent une dégénérescence graisseuse non inflammatoire. Virchow, Touton, de Vincentiis, ont soutenu cette opinion qui a été dernièrement reprise et sérieusement appuyée par Török (¹) et Hallopeau (²). D'après eux, le xanthome se rapproche donc des tumeurs bénignes et son origine première se trouve, par là même, tout aussi obscure que celle de ces tumeurs. Les constatations anatomiques, l'apparition souvent congénitale du xanthome et le rôle étiologique de l'hérédité, évident dans bien des cas, plaident singulièrement en faveur de cette manière de voir.

II. XANTHOME DES DIABÉTIQUES

SYMPTÔMES. — Chez les diabétiques, le xanthome présente des symptômes particuliers qui permettent d'en faire une classe à part. Cette forme est très analogue au xanthome vrai, mais elle s'en distingue par l'apparition brusque et la disparition rapide de ses éléments, l'existence à

(¹) TORÖK. — *Loc. cit.*
(²) HALLOPEAU. — *Ann. de dermat.*, 1893, p. 935.

leur niveau de phénomènes subjectifs (prurit, brûlures), l'intégrité habituelle des paupières, le défaut de symptômes hépatiques, enfin, par la prédominance des éléments tuberculeux et en tumeurs et la rareté des lésions planes ou maculeuses.

Robinson et Török considèrent, au point de vue anatomique, le xanthome des diabétiques comme un processus irritatif se terminant par une dégénérescence granulo-graisseuse.

La pathogénie de cette affection est encore obscure, on peut seulement dire qu'elle ne semble pas dépendre du diabète, il faudrait admettre plutôt que les deux maladies relèvent d'une cause commune, dyscrasique ou autre.

Diagnostic. — Le diagnostic du xanthome est, d'une façon générale, extrêmement simple; nous rappellerons, mais pour mémoire seulement, la confusion possible avec le milium, certaines chéloïdes, les fibromes, les cystadénomes épithéliaux bénins.

Traitement. — Le traitement interne du xanthelasma est nul. On se bornera à traiter les symptômes hépatiques s'il y a lieu et le diabète en cas de glycosurie.

Localement, l'excision ou le râclage et la destruction au fer rouge, électrolytique, ou par les caustiques acides sont les seuls procédés thérapeutiques à employer. Ils ne devront, bien entendu, être mis en usage qu'avec la plus grande prudence.

TABLE DES MATIÈRES

—

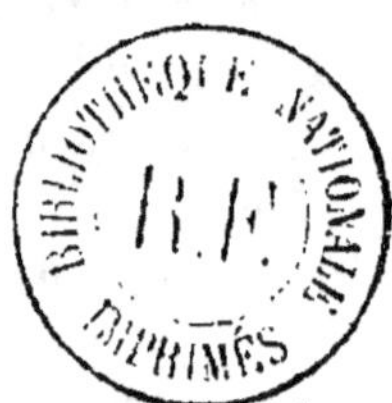

SAINT-AMAND (CHER). — IMPRIMERIE BUSSIÈRE FRÈRES

Traité de Chirurgie

PUBLIÉ SOUS LA DIRECTION DE MM.

Simon DUPLAY
Professeur à la Faculté de médecine
Chirurgien de l'Hôtel-Dieu
Membre de l'Académie de médecine

Paul RECLUS
Professeur agrégé à la Faculté de médecine
Chirurgien des hôpitaux
Membre de l'Académie de médecine

PAR MM.

BERGER, BROCA, DELBET, DELENS, DEMOULIN, J.-L. FAURE, FORGUE
GÉRARD MARCHANT, HARTMANN, HEYDENREICH, JALAGUIER, KIRMISSON
LAGRANGE, LEJARS, MICHAUX, NÉLATON, PEYROT
PONCET, QUÉNU, RICARD, RIEFFEL, SEGOND, TUFFIER, WALTHER

DEUXIÈME ÉDITION ENTIÈREMENT REFONDUE

8 vol. gr. in-8° avec nombreuses figures dans le texte. En souscription . . **150** fr.

TOME I. — 1 vol. grand in-8° avec 218 figures . . . . . . **18** fr.

RECLUS. — Inflammations, traumatismes, maladies virulentes.
BROCA. — Peau et tissu cellulaire sous-cutané.
QUÉNU. — Des tumeurs.
LEJARS. — Lymphatiques, muscles, synoviales tendineuses et bourses séreuses.

TOME II. — 1 vol. grand in-8° avec 361 figures . . . . . **18** fr.

LEJARS. — Nerfs.
MICHAUX. — Artères.
QUÉNU. — Maladies des veines.
RICARD et DEMOULIN. — Lésions traumatiques des os.
PONCET. — Affections non traumatiques des os.

TOME III. — 1 vol. grand in-8° avec 285 figures . . . . . **18** fr.

NÉLATON. — Traumatismes, entorses, luxations, plaies articulaires.
QUÉNU. — Arthropathies, arthrites sèches, corps étrangers articulaires.
LAGRANGE. — Arthrites infectieuses et inflammatoires.
GERARD MARCHANT. — Crâne.
KIRMISSON. — Rachis.
S. DUPLAY. — Oreilles et annexes.

TOME IV. — 1 vol. grand in-8° avec 354 figures . . . . . **18** fr.

DELENS. — L'œil et ses annexes.
GERARD MARCHANT. — Nez, fosses
nasales, pharynx nasal et sinus.
HEYDENREICH. — Mâchoires.

TOME V. — 1 vol. grand in-8° avec 187 figures . . . . . . **20** fr.

BROCA. — Face et cou. Lèvres, cavité buccale, gencives, palais, langue, larynx, corps thyroïde.
HARTMANN. — Plancher buccal, glandes salivaires, œsophage et pharynx.
WALTHER. — Maladies du cou.
PEYROT. — Poitrine.
PIERRE DELBET. — Mamelle.

TOME VI. — 1 vol. grand in-8° avec 218 figures . . . . . **20** fr.

MICHAUX. — Parois de l'abdomen.
BERGER. — Hernies.
JALAGUIER. — Contusions et plaies de l'abdomen, lésions traumatiques et corps étrangers de l'estomac et de l'intestin. Occlusion intestinale, péritonites, appendicite.
HARTMANN. — Estomac.
FAURE et RIEFFEL. — Rectum et anus.
HARTMANN et GOSSET. — Anus contre nature. Fistules stercorales.
QUENU. — Mésentère. Rate. Pancréas.
SEGOND. — Foie.

TOME VII. — 1 fort vol. gr. in-8° avec 297 figures dans le texte. **25** fr.

WALTHER. — Bassin.
FORGUE. — Urètre et prostate.
RECLUS. — Organes génitaux de l'homme.
RIEFFEL. — Affections congénitales de la région sacro-coccygienne.
TUFFIER. — Rein. Vessie. Uretères. Capsules surrénales.

TOME VIII. — 1 fort vol. avec figures dans le texte (Sous presse).

MICHAUX. — Vulve et vagin.
P. DELBET. — Maladies de l'utérus.
SEGOND. — Annexes de l'utérus,
ovaires, trompes, ligaments larges, péritoine pelvien.
KIRMISSON. — Maladies des membres.

CHARCOT — BOUCHARD — BRISSAUD

Babinski, Ballet, P. Blocq, Boix, Brault, Chantemesse,
Charrin, Chauffard, Courtois-Suffit, Dutil, Gilbert, Guignard,
L. Guinon, Hallion, Lamy, Le Gendre, Marfan, Marie, Mathieu
Netter, Œttinger, André Petit, Richardière, Roger, Ruault,
Souques, Thibierge, Thoinot, Fernand Widal.

Traité de Médecine

DEUXIÈME ÉDITION

PUBLIÉ SOUS LA DIRECTION DE MM.

BOUCHARD	**BRISSAUD**
Professeur à la Faculté de médecine de Paris,	Professeur à la Faculté de médecine de Paris,
Membre de l'Institut.	Médecin de l'hôpital Saint-Antoine.

10 volumes grand in-8°, avec figures dans le texte.

En souscription. . . . . **150 fr.**

TOME Ier

1 vol. gr. in-8° de 845 pages, avec figures dans le texte. **16 fr.**

Les Bactéries, par L. Guignard, membre de l'Institut et de l'Académie de médecine, professeur à l'Ecole de Pharmacie de Paris. — **Pathologie générale infectieuse,** par A. Charrin, professeur remplaçant au Collège de France, directeur de laboratoire de médecine expérimentale, médecin des hôpitaux. — **Troubles et maladies de la Nutrition,** par Paul Le Gendre, médecin de l'hôpital Tenon. — **Maladies infectieuses communes à l'homme et aux animaux,** par G.-H. Roger, professeur agrégé, médecin de l'hôpital de la Porte-d'Aubervilliers.

TOME II

1 vol. grand in-8° de 894 pages avec figures dans le texte. **16 fr.**

Fièvre typhoïde, par A. Chantemesse, professeur à la Faculté de médecine de Paris, médecin des hôpitaux. — **Maladies infectieuses,** par F. Widal, professeur agrégé, médecin des hôpitaux de Paris. — **Typhus exanthématique,** par L.-H. Thoinot, professeur agrégé, médecin des hôpitaux de Paris. — **Fièvres éruptives,** par L. Guinon, médecin des hôpitaux de Paris. — **Erysipèle,** par E. Boix, chef de laboratoire à la Faculté. — **Diphtérie,** par A. Ruault. — **Rhumatisme,** par Œttinger, médecin des hôpitaux de Paris. — **Scorbut,** par Tollemer, ancien interne des hôpitaux.

TOME III — *VIENT DE PARAITRE*

1 vol. grand in-8° de 702 pages avec figures dans le texte. **16 fr.**

Maladies cutanées, par G. Thibierge, médecin de l'hôpital de la Pitié. — **Maladies vénériennes,** par G. Thibierge. — **Maladies du sang,** par A. Gilbert, professeur agrégé, médecin des hôpitaux de Paris. — **Intoxications,** par A. Richardière, médecin des hôpitaux de Paris.

TOME IV — Pour paraître en octobre

1 vol. grand in-8° avec figures dans le texte.

Maladies de la bouche et du pharynx, par A. Ruault. — **Maladies de l'estomac,** par A. Mathieu, médecin de l'hôpital Andral. — **Maladies du pancréas,** par A. Mathieu. — **Maladies de l'intestin,** par Courtois-Suffit, médecin des hôpitaux. — **Maladies du péritoine,** par Courtois-Suffit.

Traité des
Maladies de l'Enfance

PUBLIÉ SOUS LA DIRECTION DE MM.

J. GRANCHER
Professeur à la Faculté de médecine de Paris,
Membre de l'Académie de médecine, médecin de l'hôpital des Enfants-Malades.

J. COMBY	A.-B. MARFAN
Médecin	Agrégé,
de l'hôpital des Enfants-Malades.	Médecin des hôpitaux.

5 vol. grand in-8° avec figures dans le texte. . **90** fr.

DIVISIONS DE L'OUVRAGE

TOME I. — *1 vol. in-8° de* xvi-816 *pages avec fig. dans le texte.* **18** fr.
Physiologie et hygiène de l'enfance. — Considérations thérapeutiques sur les maladies de l'enfance. — Maladies infectieuses.

TOME II. — *1 vol. in-8° de* 818 *pages avec fig. dans le texte.* **18** fr.
Maladies générales de la nutrition. — Maladies du tube digestif.

TOME III. — *1 vol. de* 950 *pages avec figures dans le texte.* **20** fr.
Abdomen et annexes. — Appareil circulatoire. — Nez, larynx et annexes.

TOME IV. — *1 vol. de* 880 *pages avec figures dans le texte.* **18** *fr.*
Maladies des bronches, du poumon, des plèvres, du médiastin. — Maladies du système nerveux.

TOME V. — *1 vol. de* 890 *pages avec figures dans le texte.* **18** fr.
Organes des sens. — Maladies de la peau. — Maladies du fœtus et du nouveau-né. — Maladies chirurgicales des os, articulations, etc. — *Table alphabétique des matières des 5 volumes.*

CHAQUE VOLUME EST VENDU SÉPARÉMENT

Traité de Thérapeutique chirurgicale

PAR

Emile FORGUE	Paul RECLUS
Professeur de clinique chirurgicale	Professeur agrégé
à la Faculté de médecine de Montpellier,	à la Faculté de médecine de Paris,
Membre correspondant	Chirurgien de l'hôpital Laënnec,
de la Société de Chirurgie,	Secrétaire général
Chirurgien en chef de l'hôpital St-Eloi,	de la Société de Chirurgie,
Médecin-major hors cadre.	Membre de l'Académie de médecine.

DEUXIÈME ÉDITION ENTIÈREMENT REFONDUE
AVEC 472 FIGURES DANS LE TEXTE

2 volumes grand in-8° de 2116 *pages* . . . . **34** fr.

Traité élémentaire
de Clinique Thérapeutique

Par le Dr Gaston LYON

Ancien chef de clinique médicale à la Faculté de médecine de Paris

---

TROISIÈME ÉDITION REVUE ET AUGMENTÉE

1 *volume grand in-8° de* VIII-1332 *pages. Relié peau.*   **20 fr.**

Nous voyons avec plaisir le public médical confirmer tout le bien que nous avons dit de cet ouvrage dès ses premières éditions. Il arrive aujourd'hui à sa troisième édition, et il comporte des améliorations et des additions telles qu'un nouveau succès lui est assuré.

M. G. Lyon a revu son livre avec la même conscience qu'il mit à l'élaborer. C'est toujours la même préoccupation d'être clair, précis et utile et d'appuyer les procédés thérapeutiques sur un exposé pathogénique et clinique de l'affection à laquelle ils s'adressent, et d'indiquer avec exactitude comment il faut s'y prendre pour que l'action médicale ait son efficacité maxima. Les livres ainsi conçus sont rares. Employez tel médicament, dit le Traité de pathologie et même de thérapeutique. Comment? Sous quelle forme? A quelle dose? Combien de temps? Il n'en parle souvent pas. La clinique thérapeutique de G. Lyon comble cette lacune. Les faits y sont exposés avec simplicité, toujours sous le couvert d'une autorité incontestable.... Bref, cette édition est le perfectionnement de ses devancières.   (*Archives générales de médecine*, juin 1899.)

LES MÉDICAMENTS CHIMIQUES

Par Léon PRUNIER

Pharmacien en chef des Hôpitaux de Paris,
Professeur de pharmacie chimique à l'Ecole de Pharmacie,
Membre de l'Académie de Médecine.

2 volumes grand in-8° avec figures dans le texte . . . .   **30 fr.**

On vend séparément :

Tome I. Composés **minéraux**. 1 vol. grand in-8° avec 137 figures dans le texte . . . .   **15 fr.**

Tome II. Composés **organiques**. 1 vol. grand in-8° avec 41 figures dans le texte . . . .   **15 fr.**

Cet ouvrage n'est point un traité de chimie, pas plus qu'un traité de pharmacologie, et moins encore un formulaire ou un manuel. C'est un résumé technique et professionnel, dans lequel médecins, pharmaciens ou étudiants trouveront, rassemblés et coordonnés, les documents, dispersés un peu partout, qui peuvent intéresser l'étude chimique des médicaments. M. Prunier a groupé les nombreux médicaments chimiquement définis en consacrant à chacun d'eux une monographie plus ou moins condensée, mais, avant tout, rédigée au point de vue professionnel. C'est un ouvrage appelé à rendre de grands services; c'est le premier qui ait été conçu dans cet esprit pratique et M. Prunier était tout désigné pour le réaliser avec cette unité de vues et avec sa valeur technologique. Il est enrichi de nombreuses gravures et l'impression en a été particulièrement soignée.

L'ŒUVRE MÉDICO-CHIRURGICAL
Dr CRITZMAN, *directeur*

Suite de Monographies cliniques

SUR LES QUESTIONS NOUVELLES
en *Médecine, en Chirurgie et en Biologie*

La science médicale réalise journellement des progrès incessants ; les questions et découvertes vieillissent pour ainsi dire au moment même de leur éclosion. Les traités de médecine et de chirurgie, quelque rapides que soient leurs différentes éditions, auront toujours grand'peine à se tenir au courant.

C'est pour obvier à ce grave inconvénient, auquel les journaux, malgré la diversité de leurs matières, ne sauraient remédier, que nous avons fondé, avec le concours des savants les plus autorisés, un recueil de Monographies dont le titre, *l'Œuvre médico-chirurgical*, nous paraît bien indiquer le but et la portée.

Nous publions, aussi souvent qu'il est nécessaire, des fascicules de 30 à 40 pages dont chacun résume et met au point une question médicale à l'ordre du jour, et cela de telle sorte qu'aucune ne puisse être omise au moment opportun.

CONDITIONS DE LA PUBLICATION

Chaque monographie est vendue séparément . . . . . . **1** *fr.* **25**

Il est accepté des abonnements pour une série de 10 Monographies au prix à forfait et payable d'avance de **10** francs pour la France et **12** francs pour l'étranger (port compris).

MONOGRAPHIES PUBLIÉES

N° 1. **L'Appendicite,** par le Dr FÉLIX LEGUEU, chirurgien des hôpitaux (*épuisé*).

N° 2. **Le Traitement du mal de Pott,** par le Dr A. CHIPAULT, de Paris.

N° 3. **Le Lavage du Sang,** par le Dr LEJARS, professeur agrégé, chirurgien des hôpitaux, membre de la Société de chirurgie.

N° 4. **L'Hérédité normale et pathologique,** par le D^r CH. DEBIERRE, professeur d'anatomie à l'Université de Lille.

N° 5. **L'Alcoolisme,** par le Dr JAQUET, privat-docent à l'Université de Bâle.

N° 6. **Physiologie et pathologie des sécrétions gastriques,** par le Dr A. VERHAEGEN, assistant à la Clinique médicale de Louvain.

N° 7. **L'Eczéma,** par le Dr LEREDDE, chef de laboratoire, assistant de consultation à l'hôpital Saint-Louis.

N° 8. **La Fièvre jaune,** par le Dr SANARELLI, directeur de l'Institut d'hygiène expérimentale de Montévidéo.

N° 9. **La Tuberculose du rein,** par le Dr TUFFIER, professeur agrégé, chirurgien de l'hôpital de la Pitié.

N° 10. **L'Opothérapie. Traitement de certaines maladies par des extraits d'organes animaux,** par A. GILBERT, professeur agrégé, chef du laboratoire de thérapeutique à la Faculté de médecine de Paris, et P. CARNOT, docteur ès sciences, ancien interne des hôpitaux de Paris.

N° 11. **Les Paralysies générales progressives,** par le Dr KLIPPEL, médecin des hôpitaux de Paris.

N° 12. **Le Myxœdème,** par le Dr THIBIERGE, médecin de l'hôpital de la Pitié.

N° 13. **La Néphrite des Saturnins,** par le Dr H. LAVRAND, professeur à la Faculté catholique de Lille.

N° 14. **Le Traitement de la Syphilis,** par le Dr E. GAUCHER, professeur agrégé, médecin de l'hôpital Saint-Antoine.

N° 15. **Le Pronostic des tumeurs basé sur la recherche du glycogène,** par le Dr A. BRAULT, médecin de l'hôpital Tenon.

N° 16. **La Kinésithérapie gynécologique** (*Traitement des maladies des femmes par le massage et la gymnastique*), par le Dr H. STAPFER, ancien chef de clinique de la Faculté de Paris.

N° 17. **De la gastro-entérite aiguë des nourrissons** (*Pathogénie et étiologie*), par A. LESAGE, médecin des hôpitaux de Paris.

N° 18. **Traitement de l'Appendicite,** par FÉLIX LEGUEU, professeur agrégé, chirurgien des hôpitaux.

Leçons sur les Maladies nerveuses. *Deuxième série :* Hôpital Saint-Antoine, par E. BRISSAUD, professeur à la Faculté de médecine de Paris, médecin de l'hôpital Saint-Antoine, recueillies et publiées par Henry MEIGE. 1 volume grand in-8° avec 165 figures dans le texte . . . . **15 fr.**

Précis d'anatomie pathologique, par L. BARD, professeur à la Faculté de médecine de l'Université de Lyon, médecin de l'Hôtel-Dieu. *Deuxième édition, revue et augmentée,* avec 125 figures dans le texte. 1 volume in-16 diamant, de XII-804 pages, cartonné toile, tranches rouges . . . . **7 fr. 50**

Traité d'Ophtalmoscopie, par Étienne ROLLET, professeur agrégé à la Faculté de médecine, chirurgien des hôpitaux de Lyon. 1 volume in-8° avec 50 photographies en couleurs et 75 figures dans le texte, cartonné toile, tranches rouges. . . . . **9 fr.**

Traité pratique de la Tuberculose pulmonaire, par le Dr P. BOUILLET, membre de la ligue contre la tuberculose. 1 volume in-12. **4 fr.**

Emplois thérapeutiques de l'Acide cacodylique et de ses dérivés, par Armand GAUTIER, de l'Institut, membre de l'Académie de médecine, professeur à la Faculté de médecine de Paris. 1 brochure in-8° . . . . **1 fr. 50**

Hygiène de l'Allaitement : Allaitement au sein ; allaitement artificiel ; allaitement mixte ; sevrage, par le Dr Henri de ROTHSCHILD, ancien externe des hôpitaux de Paris, lauréat de la Faculté de médecine. 1 volume in-8°, avec figures dans le texte. . . . . **1 fr. 50**

Les Enfants assistés de France, par Henri MONOD, conseiller d'État, directeur de l'Assistance et de l'Hygiène publiques, membre de l'Académie de médecine. 1 volume in-8° . . . . **3 fr.**

Consultations médicales sur quelques maladies fréquentes. *Quatrième édition, revue et considérablement augmentée,* suivie de quelques principes de Déontologie médicale et précédée de quelques règles pour l'examen des malades, par le Dr J. GRASSET, professeur de clinique médicale à l'Université de Montpellier, correspondant de l'Académie de médecine. 1 volume in-16, reliure souple, peau pleine. . . . . . . **4 fr. 50**

Traité de la Cystostomie sus-pubienne chez les prostatiques. Création d'un urèthre hypogastrique : application de cette méthode aux diverses affections des voies urinaires, par Antonin PONCET, professeur de clinique chirurgicale à l'Université de Lyon, ex-chirurgien en chef de l'Hôtel-Dieu, membre correspondant de l'Académie de médecine, et Xavier DELORE, chef de clinique chirurgicale à l'Université de Lyon. 1 volume in-8°, avec 42 figures dans le texte. . . . . . **8 fr.**

Traité clinique de l'Actinomycose humaine, des pseudo-Actinomycoses et de la Botryomycose, par le professeur A. PONCET et L. BÉRARD, chef de clinique à la Faculté de médecine de Lyon, ancien interne des hôpitaux. 1 volume in-8°, avec 45 figures dans le texte et 4 planches hors texte en couleurs . . . . **12 fr.**

Traité des maladies chirurgicales d'origine congénitale, par le Dr E. KIRMISSON, professeur agrégé à la Faculté de médecine, chirurgien de l'hôpital Trousseau, membre de la Société de Chirurgie. 1 volume grand in-8° avec 311 figures dans le texte et 2 planches en couleurs. . . . . : **15 fr.**

Chirurgie opératoire de l'Oreille moyenne, par A. BROCA, chirurgien de l'hôpital Trousseau, professeur agrégé à la Faculté de médecine de Paris. 1 volume in-8° avec 98 figures dans le texte . . . . **3 fr. 50**

Manuel de Pathologie externe. Tome III. Maladies des régions : Cou, Poitrine, Abdomen, par J.-J. PEYROT, professeur agrégé à la Faculté de médecine de Paris, médecin des hôpitaux, membre de la Société de chirurgie. *Sixième édition,* entièrement refondue, avec figures dans le texte. 1 volume in-8°. . . . . **10 fr.**

Cliniques chirurgicales de l'Hôtel-Dieu, par Simon DUPLAY, professeur de clinique chirurgicale à la Faculté de médecine de Paris, membre de l'Académie de médecine, chirurgien de l'Hôtel-Dieu, recueillies et publiées par les Drs Maurice CAZIN, chef de clinique chirurgicale à l'Hôtel-Dieu, et S. CLADO, chef des travaux gynécologiques. *Deuxième série.* 1 volume grand in-8° avec figures . . . . **8 fr.**

Bibliothèque
d'Hygiène thérapeutique

DIRIGÉE PAR

Le Professeur PROUST

Membre de l'Académie de médecine, Médecin de l'Hôtel-Dieu,
Inspecteur général des Services sanitaires.

*Chaque ouvrage forme un volume in-16, cartonné toile, tranches rouges
et est vendu séparément : **4 fr.***

Chacun des volumes de cette collection n'est consacré qu'à une seule maladie
ou à un seul groupe de maladies. Grâce à leur format, ils sont d'un maniement
commode. D'un autre côté, en accordant un volume spécial à chacun des grands
sujets d'hygiène thérapeutique, il a été facile de donner à leur développement
toute l'étendue nécessaire.

L'hygiène thérapeutique s'appuie directement sur la pathogénie ; elle doit en
être la conclusion logique et naturelle. La genèse des maladies sera donc étudiée
tout d'abord. On se préoccupera moins d'être absolument complet que d'être
clair. On ne cherchera pas à tracer un historique savant, à faire preuve de
brillante érudition, à encombrer le texte de citations bibliographiques. On s'ef-
forcera de n'exposer que les données importantes de pathogénie et d'hygiène
thérapeutique et à les mettre en lumière.

VOLUMES PARUS

L'Hygiène du Goutteux, par le professeur PROUST et A. MATHIEU, médecin
de l'hôpital Andral.

L'Hygiène de l'Obèse, par le professeur PROUST et A. MATHIEU, médecin de
l'hôpital Andral.

L'Hygiène des Asthmatiques, par E. BRISSAUD, professeur agrégé, médecin de l'hôpital Saint-Antoine.

L'Hygiène du Syphilitique, par H. BOURGES, préparateur au laboratoire
d'hygiène de la Faculté de médecine.

Hygiène et thérapeutique thermales, par G. DELFAU, ancien interne des
hôpitaux de Paris.

Les Cures thermales, par G. DELFAU, ancien interne des Hôpitaux de Paris.

L'Hygiène du Neurasthénique, par le professeur PROUST et G. BALLET,
professeur agrégé, médecin des hôpitaux de Paris.

L'Hygiène des Albuminuriques, par le Dr SPRINGER, ancien interne des
hôpitaux de Paris, chef de laboratoire de la Faculté de médecine à la Clinique
médicale de l'hôpital de la Charité.

L'Hygiène du Tuberculeux, par le Dr CHUQUET, ancien interne des hôpitaux
de Paris, avec une introduction du Dr DAREMBERG, membre correspondant de
l'Académie de médecine.

Hygiène et thérapeutique des maladies de la Bouche, par le Dr CRUET,
dentiste des hôpitaux de Paris, avec une préface de M. le professeur LANNE-
LONGUE, membre de l'Institut.

Hygiène des maladies du Cœur, par le Dr VAQUEZ, professeur agrégé
à la Faculté de médecine de Paris, médecin des hôpitaux, avec une préface du
professeur POTAIN.

Hygiène du Diabétique, par A. PROUST et A. MATHIEU.

VOLUMES EN PRÉPARATION

L'Hygiène des Dyspeptiques, par le Dr LINOSSIER.

Hygiène thérapeutique des maladies de la peau, par le Dr THIBIERGE.

PETITE BIBLIOTHÈQUE DE " LA NATURE "

Recettes et Procédés utiles, recueillis par Gaston TISSANDIER, rédacteur en chef de *la Nature. Neuvième édition.*

Recettes et Procédés utiles. *Deuxième série :* **La Science pratique,** par Gaston TISSANDIER. *Cinquième édition,* avec figures dans le texte.

Nouvelles Recettes utiles et Appareils pratiques. *Troisième série,* par Gaston TISSANDIER. *Troisième édition,* avec 91 figures dans le texte.

Recettes et Procédés utiles. *Quatrième série,* par Gaston TISSANDIER. *Deuxième édition,* avec 38 figures dans le texte.

Recettes et Procédés utiles. *Cinquième série,* par J. LAFFARGUE, secrétaire de la rédaction de *la Nature.* Avec figures dans le texte.

Chacun de ces volumes in-18 est vendu séparément

Broché . . . . 2 fr. 25 | Cartonné toile . . . . . . 3 fr.

La Physique sans appareils et la Chimie sans laboratoire, par Gaston TISSANDIER, rédacteur en chef de *la Nature. Septième édition* des *Récréations scientifiques. Ouvrage couronné par l'Académie (Prix Montyon).* Un volume in-8°. avec nombreuses figures dans le texte. Broché, **3 fr.** Cartonné toile, **4 fr.**

Dictionnaire usuel des Sciences médicales

PAR MM.

DECHAMBRE, MATHIAS DUVAL, LEREBOULLET
Membres de l'Académie de médecine.

TROISIÈME ÉDITION, REVUE ET COMPLÉTÉE

1 vol. gr. in-8° de 1.800 pages, avec 450 fig., relié toile. **25 fr.**

Ce dictionnaire usuel s'adresse à la fois aux médecins et aux gens du monde. Les premiers y trouveront aisément, à propos de chaque maladie, l'exposé de tout ce qu'il est essentiel de connaître pour assurer, dans les cas difficiles, un diagnostic précis. Les gens du monde se familiariseront avec les noms souvent barbares que l'on donne aux symptômes morbides et aux remèdes employés pour les combattre. En attendant le médecin, ils pourront parer aux premiers accidents, et, en cas d'urgence, assurer les premiers secours.

Traité
d'Analyse chimique

QUANTITATIVE PAR ÉLECTROLYSE

Par J. RIBAN

Professeur chargé du cours d'analyse chimique
et maître de conférences à la Faculté des sciences de l'Université de Paris.

1 vol. grand in-8°, avec 96 figures dans le texte. **9 fr.**

L'analyse quantitative par électrolyse acquiert chaque jour une plus grande importance dans les laboratoires consacrés à la science ou aux essais industriels. Ses méthodes ont très heureusement simplifié bien des problèmes délicats et introduit dans les dosages ordinaires, tout en conservant l'exactitude indispensable, une grande rapidité d'exécution.

Le livre que l'auteur présente aujourd'hui sur ce sujet n'est que le développement d'une portion du cours d'analyse quantitative qu'il professe depuis bien des années à la Faculté des sciences de l'Université de Paris. Il a pour but, non seulement d'initier le lecteur à l'analyse chimique par électrolyse, mais encore de lui servir de guide dans ses applications journalières.

Tenu au courant des derniers progrès accomplis, il résume l'état actuel de la science sur la question qui en fait l'objet.

Manuel pratique

de l'Analyse des Alcools

ET DES SPIRITUEUX

PAR

Charles GIRARD	Lucien CUNIASSE
Directeur du Laboratoire municipal	Chimiste-expert
de la Ville de Paris.	de la Ville de Paris.

1 volume in-8° avec figures et tableaux dans le texte. Relié toile. **7 fr.**

Ce nouveau manuel pratique de l'analyse des alcools et des spiritueux forme un recueil dans lequel les nombreux procédés analytiques qui intéressent les produits alcooliques se trouvent condensés sous une forme brève et exacte, dans le but d'éviter les recherches au chimiste praticien.

Au début du livre, les auteurs divulguent les secrets de la dégustation; ils passent ensuite en revue les différentes méthodes et les appareils proposés pour le dosage direct de l'alcool. La méthode de distillation est décrite avec soins, en indiquant les précautions à prendre afin d'éviter les causes d'erreurs et d'unifier les résultats obtenus. De nombreuses tables très complètes accompagnent les différents chapitres. Les méthodes d'analyse des spiritueux sont exposées de façon à pouvoir être mises en œuvre pratiquement, et presque sans raisonnement ; ces méthodes sont données avec les dernières modifications qui ont pu leur être apportées. Des tables et des courbes inédites, rigoureusement exactes, accompagnent les méthodes. Enfin des tableaux représentant les résultats de l'analyse d'un grand nombre d'échantillons en spiritueux terminent l'ouvrage.

STATION DE CHIMIE VÉGÉTALE DE MEUDON
(1883-1899)

VIENT DE PARAITRE

Chimie végétale
et agricole

PAR

M. BERTHELOT

Sénateur, Secrétaire perpétuel de l'Académie des Sciences,
Professeur au Collège de France.

4 volumes in-8°, avec figures dans le texte . . . . . **36 fr.**

Cet ouvrage renferme l'ensemble des recherches poursuivies depuis seize ans dans le laboratoire de chimie végétale de Meudon, en vue de poursuivre les problèmes relatifs à la chimie biologique, étroitement liée avec la synthèse chimique d'une part, et avec la chimie agricole d'autre part. C'est une œuvre personnelle et originale.

Le tome Ier traite de la *fixation de l'azote libre sur la terre et sur les végétaux*, question controversée depuis un siècle, et à laquelle l'auteur a apporté des solutions et une doctrine définitive. Les expériences exposées dans ce volume démontrent, en effet, cette fixation par deux voies différentes : fixation électrique opérée sous l'influence de l'électricité atmosphérique silencieuse, et fixation microbienne opérée sous l'influence des microorganismes contenus dans le sol. Sous cette double influence, l'azote devient actif et entre dans la constitution des plantes et des animaux.

Le tome II est consacré à l'étude de la *marche général de la végétation*, et à la détermination de l'équation chimique pondérale d'une plante annuelle, depuis son ensemencement jusqu'à sa mort. Il se termine par l'examen des relations entre les énergies chimiques et les énergies lumineuses.

Dans le tome III sont exposées les *recherches spéciales sur la végétation* : présence et distribution du soufre, du phosphore, de la silice; existence et formation des azotates, recherches sur les acides oxalique et carbonique, sur les transformations chimiques des sucres, enfin étude sur les principes oxydables doués de propriétés oxydantes, principes qui jouent un rôle essentiel en chimie physiologique.

Le tome IV comprend deux parties distinctes : une générale relative à la terre végétale, à l'analyse et au dosage de ses divers éléments, à l'examen des principes organiques qui la constituent et de leurs relations avec l'ammoniaque atmosphérique ; l'autre spéciale, concernant la formation des éthers et du bouquet des vins, leur oxydation, leurs changements lents, le dosage de l'acide tartrique, etc.

La Photographie Française

REVUE MENSUELLE ILLUSTRÉE

des Applications de la Photographie à la Science, à l'Art et à l'Industrie.

Louis GASTINE, Directeur

Tirée *sur beau papier de luxe, abondamment illustrée de magnifiques phototypies* et de *simili-gravures hors texte*, ainsi que d'une foule de reproductions de tous genres intercalées dans le texte, **La PHOTOGRAPHIE FRANÇAISE** est le journal **le plus lu** et **le moins cher** de tous les véritables journaux de photographie.

C'est un organe *absolument indépendant, ouvert à toutes les communications intéressantes* et fait dans un esprit absolument libéral pour contribuer au progrès de la photographie de la façon la plus élevée.

La PHOTOGRAPHIE FRANÇAISE *peut être mise dans toutes les mains.* En dehors de ses *chroniques d'actualité illustrées,* **La PHOTOGRAPHIE FRANÇAISE** publie des articles de fond sur toutes les plus récentes applications de la photographie à la science, à l'art et à l'industrie; des **relations de voyage**, des **nouvelles** et des **romans** illustrés par la photographie. — Elle rend compte de toutes les *nouvelles créations d'appareils et de produits photographiques.* — Elle signale tous les *procédés,* les nouvelles *recettes,* les nouvelles *formules,* les nouveaux *brevets* photographiques et publie dans ses *Échos* toutes les *informations* capables, à un titre quelconque, d'intéresser ceux qui s'occupent de photographie. Chaque numéro contient une **Revue** de tous les journaux de photographie. — Enfin, elle mentionne tous les *Concours,* les *Expositions,* les *excursions, Congrès* et *Conférences* photographiques ainsi que les travaux des Sociétés françaises et étrangères, sans préjudice des articles qu'elle consacre à la vulgarisation des innombrables applications de la photographie par de véritables traités pratiques sur tous les travaux spéciaux de cet art.

C'est un journal technique, mais rédigé de façon à être compris par les lecteurs les plus étrangers aux choses photographiques et dont la lecture est **très attrayante** parce que chaque numéro contient une part considérable de *Variétés littéraires, artistiques, industrielles et scientifiques* que tout le monde peut apprécier.

ABONNEMENTS :

UN AN. — Paris, 6 fr. 50. — Province, 7 fr. — Étranger, 8 fr.

Prix spéciaux pour les abonnés de LA NATURE

Paris : 5 fr. — Départ. : 5 fr. 50. — Étranger : 7 fr.

Envoi de numéros spécimens à toute personne qui en fait la demande.

Traité de Zoologie

Par Edmond PERRIER

Membre de l'Institut et de l'Académie de médecine,
Professeur au Muséum d'Histoire Naturelle.

VIENT DE PARAITRE

FASCICULE V

Amphioxus — Tuniciers

1 vol. gr. in-8° de 221 pages avec 97 figures dans le texte.   **6 fr.**

ONT DÉJA PARU :

FASCICULE I : **Zoologie générale.** 1 vol. gr. in-8° de 412 p. avec 458 figures
dans le texte. . . . . **12 fr.**
FASCICULE II : **Protozoaires et Phytozoaires.** 1 vol. gr. in-8° de
452 p., avec 243 figures. . . . . **10 fr.**
FASCICULE III : **Arthropodes.** 1 vol. gr. in-8° de 480 pages, avec
278 figures. **8 fr.**
Ces trois fascicules réunis forment la première partie. 1 vol. in-8°
de 1344 pages, avec 980 figures. . . . . **30 fr.**
FASCICULE IV : **Vers et Mollusques.** 1 vol. gr. in-8° de 792 pages,
avec 566 figures dans le texte. . . . . **16 fr.**

VIENT DE PARAITRE

COURS ÉLÉMENTAIRE DE ZOOLOGIE

Par Rémy PERRIER

Maître de conférences à la Faculté des Sciences de l'Université de Paris,
Chargé du Cours de Zoologie
Pour le certificat d'études physiques, chimiques et naturelles.

1 vol. in-8° de 774 pages avec 693 figures. Relié toile : **10 fr.**

Ce livre s'adresse à tous ceux qu'intéresse l'étude des sciences naturelles et
des lois de l'évolution des êtres vivants. A notre époque les naturalistes ne se
contentent plus de moissonner des faits; ils cherchent à coordonner ces faits, à
connaître leur raison d'être, à les expliquer : l'histoire naturelle a, de nos jours,
fait place aux sciences naturelles. Il importe à tous, aux futurs médecins, aux
philosophes, de connaître, dans leurs grandes lignes, ces théories explicatives,
ces lois générales de la Biologie. C'est pourquoi M. Rémy Perrier leur a fait
une large place; sans négliger les descriptions des divers types d'animaux,
l'auteur insiste particulièrement sur les faits qui peuvent mettre en lumière
leurs rapports réciproques, leur parenté mutuelle, qui permettent de dresser
leur arbre généalogique. Il tâche de faire surtout ressortir les lois générales de
la Zoologie, dont l'exposé est fait dans les premières pages du livre, et dont les
applications sont indiquées dans le corps de l'ouvrage.

L'ouvrage est richement illustré : il ne comporte pas moins de 693 figures,
comprenant ensemble plus de 1100 dessins. En somme, ce livre comble une
lacune importante. Il donne un résumé précis de l'état actuel de la Zoologie
moderne, et convient à tous ceux qui ne peuvent aborder l'étude des grands
traités de Zoologie.

Paris. — L. Maretheux, imprimeur, 1, rue Cassette. — 16251.

ENCYCLOPÉDIE SCIENTIFIQUE DES AIDE-MÉMOIRE

DIRIGÉE PAR M. LÉAUTÉ, MEMBRE DE L'INSTITUT

Collection de 300 volumes petit in-8 (24 volumes publiés par an)

CHAQUE VOLUME SE VEND SÉPARÉMENT : BROCHÉ, 2 FR. 50; CARTONNÉ, 3 FR.

Ouvrages parus

Section de l'Ingénieur

PICOU. — Distribution de l'électricité. (2 vol.). — Canalisations électriques.

A. GOUILLY. — Air comprimé ou raréfié. — Géométrie descriptive (3 vol.).

DWELSHAUVERS-DERY. — Machine à vapeur. — I. Calorimétrie. — II. Dynamique.

A. MADAMET. — Tiroirs et distributeurs de vapeur. — Détente variable de la vapeur. — Épures de régulation.

M. DE LA SOURCE. — Analyse des vins.

ALHEILIG. — I. Travail des bois. — II. Corderie. — III. Construction et résistance des machines à vapeur.

AIMÉ WITZ. — I. Thermodynamique. — II. Les moteurs thermiques.

LINDET. — La bière.

SAUVAGE. — Moteurs à vapeur.

LE CHATELIER. — Le grisou.

DUDEBOUT. — Appareils d'essai des moteurs à vapeur.

CRONEAU. — I. Canon, torpilles et cuirasse. — II. Construction du navire.

H. GAUTIER. — Essais d'or et d'argent.

BERTIN. — État de la marine de guerre.

BERTHELOT. — Calorimétrie chimique.

DE VIARIS. — L'art de chiffrer et déchiffrer les dépêches secrètes.

GUILLAUME. — Unités et étalons.

WIDMANN. — Principes de la machine à vapeur.

MINEL (P.). — Électricité industrielle. (2 vol.). — Électricité appliquée à la marine. — Régularisation des moteurs des machines électriques.

HÉBERT. — Boissons falsifiées.

NAUDIN. — Fabrication des vernis.

SINIGAGLIA. — Accidents de chaudières.

VERMAND. — Moteurs à gaz et à pétrole.

BLOCH. — Eau sous pression.

DE MARCHENA. — Machines frigorifiques (2 vol.).

PRUD'HOMME. — Teinture et impression.

SOREL. — I. La rectification de l'alcool. — II. La distillation.

DE BILLY. — Fabrication de la fonte.

HENNEBERT (Cel). — I. La fortification. — II. Les torpilles sèches. — III. Bouches à feu. — IV. Attaque des places. — V. Travaux de campagne. — VI. Communications militaires.

CASPARI. — Chronomètres de marine.

Section du Biologiste

FAISANS. — Maladies des organes respiratoires.

MAGNAN et SÉRIEUX. — I. Le délire chronique. — II. La paralysie générale.

AUVARD. — I. Séméiologie génitale. — II. Menstruation et fécondation.

G. WEISS. — Electro-physiologie.

BAZY. — Maladies des voies urinaires. (2 vol.).

TROUSSEAU. — Hygiène de l'œil.

FÉRÉ. — Epilepsie.

LAVERAN. — Paludisme.

POLIN et LABIT. — Aliments suspects.

BERGONIÉ. — Physique du physiologiste et de l'étudiant en médecine.

MEGNIN. — I. Les acariens parasites. — II. La faune des cadavres.

DEMELIN. — Anatomie obstétricale.

TH. SCHLŒSING fils. — Chimie agricole.

CUÉNOT. — I. Les moyens de défense dans la série animale. — II. L'influence du milieu sur les animaux.

A. OLIVIER. — L'accouchement normal.

BERGÉ. — Guide de l'étudiant à l'hôpital.

CHARRIN. — Poisons de l'organisme (3 v.)

ROGER. — Physiologie du foie.

BROCQ et JACQUET. — Précis élémentaire de dermatologie (5 vol.).

HANOT. — De l'endocardite aiguë.

DE BRUN. — Maladies des pays chauds. (2 vol.).

BROCA. — Tumeurs blanches des membres chez l'enfant.

DU CAZAL ET CATRIN. — Médecine légale militaire.

LAPERSONNE (DE). — Maladies des paupières.

KŒHLER. — Applications de la photographie aux Sciences naturelles.

BEAUREGARD. — Le microscope.

LESAGE. — Le choléra.

LANNELONGUE. — La tuberculose chirurgicale.

CORNEVIN. — Production du lait.

J. CHATIN. — Anatomie comparée (1 v.).

CASTEX. — Hygiène de la voix.

MERKLEN. — Maladies du cœur.

G. ROCHÉ. — Les grandes pêches maritimes modernes de la France.

OLLIER. — I. Résections sous-périostées. — II. Résections des grandes articulations.

ENCYCLOPÉDIE SCIENTIFIQUE DES AIDE-MÉMOIRE

Ouvrages parus

Section de l'Ingénieur

Louis Jacquet. — La fabrication des eaux-de-vie.

Dudebout et Croneau. — Appareils accessoires des chaudières à vapeur.

C. Bourlet. — Bicycles et bicyclettes.

H. Léaute et A. Bérard. — Transmissions par câbles métalliques.

Hatt. — Les marées.

H. Laurent. — I. Théorie des jeux de hasard. — II. Assurances sur la vie. — III. Opérations financières.

C' Vallier. — Balistique (2 vol.). — Projectiles. Fusées. Cuirasses (2 vol.).

Leloutre. — Le fonctionnement des machines à vapeur.

Daries. — Cubature des terrasses. — Conduites d'eau.

Sidersky. — I. Polarisation et saccharimétrie. — II. Constantes physiques.

Niewenglowski — Applications scientifiques et industrielles de la photographie (2 vol.).

Rocques (X.). — Alcools et eaux-de-vie.

Moessard. — Topographie.

Boursault. — Calcul du temps de pose.

Seguela. — Les tramways.

Lefevre (J.). — I. La spectroscopie. — II. La spectrométrie. — III. Eclairage électrique. — IV. Eclairage aux gaz, aux huiles, aux acides gras.

Barillot (E.). — Distillation des bois.

Moissan et Ouvrard. — Le nickel.

Urbain. — Les succédanés du chiffon en papeterie.

Loppe. — I. Accumulateurs électriques. — II. Transformateurs de tension.

Aries. — I. Chaleur et énergie. — II. Thermodynamique.

Fabry. — Piles électriques.

Henriet. — Les gaz de l'atmosphère.

Dumont. — Electromoteurs. — Automobiles sur rails.

Minet (A.). — I. L'électro-métallurgie. — II. Les fours électriques. — III. L'électro-chimie. — IV. L'électrolyse.

Dufour. — Tracé d'un chemin de fer.

Miron (F.). — Les huiles minérales.

Bornecque. — Armement portatif.

Lavergne. — Les turbines.

Perisse. — Automobiles sur routes.

Lecornu. — Régularisation du mouvement dans les machines.

Le Verrier. — La fonderie.

Seyrig. — Statique graphique (2 vol.).

Laurent (P.). — Déculassement des bouches à feu. — Résistance des bouches à feu.

Jaubert. — L'industrie du goudron de houille.

Section du Biologiste

Letulle. — Pus et suppuration.

Critzman. — Le cancer. — La goutte.

Armand Gautier. — La chimie de la cellule vivante.

Séglas. — Le délire des négations.

Stanislas Meunier. — Les météorites.

Grehant. — Les gaz du sang.

Nocard. — Les tuberculoses animales et la tuberculose humaine.

Moussous. — Maladies congénitales du cœur.

Berthault. — Les prairies (3 vol.).

Trouessart. — Parasites des habitations humaines.

Lamy. — Syphilis des centres nerveux.

Reclus. — La cocaïne en chirurgie.

Thoulet. — Océanographie pratique.

Houdaille. — Météorologie agricole.

Victor Meunier. — Sélection et perfectionnement animal.

Henocque. — Spectroscopie biolog.

Galippe et Barre. — Le pain (2 v.).

Le Dantec. — I. La matière vivante. — II. La bactéridie charbonneuse. — III. La forme spécifique.

L'Hote. — Analyse des engrais.

Larbaletrier. — Les tourteaux. — Résidus industriels employés comme engrais (2 v.). — Beurre et margarine.

Le Dantec et Bérard. — Les sporozoaires.

Demmler. — Soins aux malades.

Dallemagne. — Etudes sur la criminalité (3 vol.). — Etudes sur la volonté (3 vol.).

Brault. — Des artérites (2 vol.).

Ravaz. — Reconstitution du vignoble.

Ehlers. — L'ergotisme.

Bonnier. — L'oreille (5 vol.).

Desmoulins. — Conservation des produits et denrées agricoles.

Loverdo. — Le ver à soie.

Dubreuilh et Beille. — Les parasites animaux de la peau humaine.

Kayser. — Les levures.

Collet. — Troubles auditifs des maladies nerveuses.

Loubie. — Essences forestières (2 vol.).

Monod. — L'appendicite.

Delobel et Cozette. La vaccine.

Wurtz. — Technique bactériologique.

Bauby. — L'occlusion intestinale.

Laulanié. — Energétique musculaire.

Malpeaux. — Culture de la pomme de terre.

Giraudeau. — Péricardites.

Berthelot (M.). — Chaleur animale (2 vol.).